W

W

W

Kirsten Schade

Finanzielle Unterstützung leicht gemacht

Der Wegweiser für chronisch Kranke, Lymphödem- und Lipödembetroffene

Rechte kennen. Hilfe bekommen. Selbstbestimmt leben.

Softcover: 978-3-384-62528-1
Hardcover: 978-3-384-62529-8
E-Book: 978-3-384-62530-4

Verlagslabel: Kirsten Schade
Coverfoto / Fotos: Sandra Schönwald, Moers
Lektorat, Satz, Covergestaltung: Heike Thormann, Warendorf

Druck und Distribution im Auftrag der Autorin: tredition GmbH, Heinz-Beusen-Stieg 5, 22926 Ahrensburg, Deutschland

Kontaktadresse nach EU-Produktsicherheitsverordnung:
info@generationenberatung-moers.de

Damit der Text besser zu lesen ist, verzichtet dieses Buch teilweise auf eine Gender-Schreibweise. Natürlich sind immer alle Leser, gleich welchen Geschlechts, angesprochen.

Inhaltsverzeichnis

VORWORT

Liebe Leserinnen und Leser,

herzlich willkommen zu meinem vierten Band über das Leben mit einem Lymphödem oder Lipödem.

In diesem Buch möchte ich Ihnen umfassende Informationen zur finanziellen Unterstützung und zu Versicherungsmöglichkeiten geben.

Als Autorin, Betroffene und langjährig engagierte Beraterin weiß ich aus eigener Erfahrung, wie überfordernd es sein kann, mit einer chronischen Erkrankung zu leben und gleichzeitig den Überblick über Anträge, Fristen, Kostenerstattungen und Rechte zu behalten.

Menschen mit einem Lymph- oder Lipödem stehen zudem oft noch vor besonderen Problemen: lange Therapiezeiten, hohe Selbstkosten, unklare Zuständigkeiten und viele offene Fragen.

Dieses Buch ist aus dem Wunsch heraus entstanden, genau hier eine praktische, verständliche und motivierende Unterstützung zu bieten.

Mit diesem Leitfaden erhalten Sie kein trockenes Regelwerk, sondern eine Sammlung aus über 20 Jahren beruflicher und privater Erfahrung, aus Gesprächen mit Betroffenen, mit Fachleuten, Krankenkassen, Behörden – und aus dem echten Leben.

Ich hoffe, dass Ihnen dieses Buch nicht nur dabei hilft, leichter finanzielle Unterstützung zu erhalten, sondern Ihnen auch Mut macht, Ihre Anliegen mit Klarheit und Selbstbewusstsein zu vertreten.

Ihre Kirsten Schade

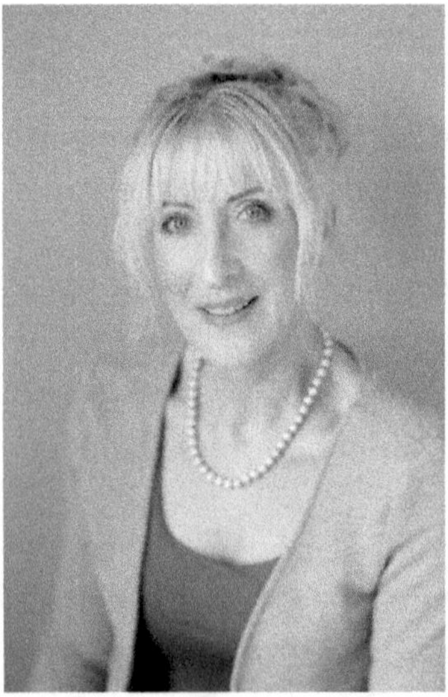

Einleitung

Meine Motivation als Autorin und Betroffene

Mein Name ist Kirsten Schade und ich lebe seit meiner Geburt mit einem primären, kongenitalen Lymphödem.

Die Diagnose erhielt ich erst im Alter von 24 Jahren, was bedeutete, dass ich viele Jahre mit den Symptomen lebte, ohne genau zu wissen, was die Ursache dafür war. Diese späte Diagnose war für mich ein Wendepunkt, der mein Leben grundlegend veränderte.

Es folgte eine Phase der intensiven Auseinandersetzung mit meiner Erkrankung und der Suche nach Wegen, mein Leben trotz ihrer Herausforderungen positiv zu gestalten.

Durch zahlreiche Reha- und Krankenhausaufenthalte konnte ich nicht nur meine eigene Gesundheit besser managen, sondern auch wertvolle Erfahrungen sammeln und Kontakte knüpfen, die mir halfen, ein tiefes Verständnis für die Bedürfnisse und Schwierigkeiten von Menschen – nicht nur – mit einem Lymph- oder Lipödem zu entwickeln.

Dieses Wissen und meine persönlichen Erfahrungen haben mich dazu motiviert, anderen Betroffenen zu helfen und mein Wissen weiterzugeben.

Vor über 20 Jahren gründete ich die Firma Generationen Beratung Moers, die sich auf die Unterstützung von Menschen mit chronischen Erkrankungen spezialisiert hat. Unser Ziel ist es, Betroffenen und ihren Angehörigen umfassende Beratung und praktische Unterstützung zu geben. Wir gehen bei der Antragstellung zur Hand, bieten Schulungen und Vorträge an und unterstützen bei der Bewältigung des Alltags.

Ich weiß aus eigener Erfahrung, wie mühsam es sein kann, die nötigen finanziellen Hilfen und Ansprüche zu verstehen und zu erhalten. Deshalb habe ich dieses Buch geschrieben, um Ihnen zu helfen, sich in diesem komplexen Bereich besser zurechtzufinden und die Unterstützung zu bekommen, die Sie verdienen.

✍ WARUM DIESES BUCH WICHTIG IST

Wer chronisch krank ist, trägt nicht nur eine körperliche Last, sondern oft auch eine finanzielle. Viele Leistungen, auf die man rechtlich Anspruch hätte, bleiben ungenutzt. Die Gründe dafür sind oft fehlende Informationen, Unsicherheiten bei der Antragstellung oder Frust über bürokratische Hürden.

Genau hier möchte dieses Buch ansetzen: Es zeigt Ihnen **konkret, Schritt für Schritt**, wie Sie Leistungen beantragen, wo Sie Hilfe bekommen und wie Sie das System für sich nutzen – egal, ob Sie gesetzlich oder privat versichert sind.

Ziel ist es, Ihnen einen verständlichen und umfassenden Überblick über finanzielle Unterstützungsangebote zu geben, damit Sie Ihre Rechte kennen und nutzen können.

Für wen ist dieser Leitfaden gedacht?

- Für Menschen mit chronischen Erkrankungen, die sich finanziell entlasten möchten
- Für Menschen mit chronischen Erkrankungen, die mehr Klarheit über ihre Rechte und Möglichkeiten haben möchten
- Für Menschen mit einem Lymphödem oder Lipödem, weil das aus meiner eigenen Betroffenheit heraus eine meiner besonderen Zielgruppen ist
- Für Angehörige und Pflegepersonen sowie Fachkräfte im Gesundheits- und Sozialwesen, die unterstützen möchten

Was erwartet Sie in diesem Buch?

- Zahlreiche Tipps zu Antragstellung, Widerspruch, Zuzahlung, Pflege, Reha & Co.
- Klar gegliederte Kapitel mit Checklisten, Beispielen und rechtlichen Hinweisen
- Mutmachende Erfahrungsberichte und praktische Orientierungshilfen

Finanzielle Unterstützung muss nicht kompliziert sein – Sie müssen nur wissen, wie es geht. Mit diesem Buch sind Sie bestens gerüstet, um Ihre Rechte aktiv wahrzunehmen.

Ihr Wegweiser durch Anträge, Leistungen & Möglichkeiten:

Dieses Buch ist bewusst so aufgebaut, dass Sie **nicht alles von vorne bis hinten lesen müssen,** sondern sich genau das heraussuchen können, was **für Sie jetzt relevant** ist.

Die Kapitel sind nach Themen sortiert (z. B. Krankenkasse, Pflege, Steuern) und so geschrieben, dass Sie **auch als Laie sofort einsteigen können**, ohne juristische Vorkenntnisse.

Zur Orientierung habe ich Ihnen hilfreiche Hinweise, Tipps und Checklisten mit Symbolen kenntlich gemacht.

Die wichtigsten Symbole auf einen Blick:

Wissenswert

Hintergrundinfos, rechtliche Grundlagen oder aktuelle Entwicklungen, verständlich erklärt.

Tipp aus der Praxis

Hier finden Sie konkrete Empfehlungen, wie Sie Anträge clever vorbereiten, worauf Sie bei Gesprächen mit Kassen oder Behörden achten sollten oder wie Sie Fallstricke vermeiden.

Wichtiger Hinweis

Diese Stellen sollten Sie besonders aufmerksam lesen – hier geht es um Fristen, Voraussetzungen oder rechtliche Besonderheiten.

☑ **Checkliste**
Praktisch zum Abhaken: Alles, was Sie vorbereiten, ausfüllen oder einreichen sollten, direkt übertragbar auf Ihre persönliche Situation.

So holen Sie das Beste für sich heraus:

- Arbeiten Sie mit **Post-its oder Markierungen**, wenn Sie das Buch als Nachschlagewerk verwenden.
- Nutzen Sie die **Checklisten**, um Ihre Unterlagen und Anträge systematisch vorzubereiten.
- Falls Sie nicht weiterkommen, finden Sie im Anhang **wichtige Kontaktstellen und Beratungsangebote**.

Dieses Buch gehört Ihnen – machen Sie es zu Ihrem Werkzeug. Blättern, markieren, ergänzen Sie, ganz so, wie es für Sie am besten passt.

Noch zwei Hinweise

Ein rechtlicher Hinweis: Bitte beachten Sie, dass die Informationen in diesem Buch sorgfältig recherchiert wurden und den Stand von 2025 wiedergeben. Dennoch ersetzen sie keine individuelle Rechtsberatung. Für spezifische Anliegen empfehle ich Ihnen, sich an entsprechende Fachstellen oder Beratungsdienste zu wenden.

Und zum Sprachgebrauch: Damit der Text besser zu lesen ist, verzichtet dieses Buch teilweise auf eine Gender-Schreibweise. Natürlich sind immer alle Leserinnen und Leser, gleich welchen Geschlechts, angesprochen.

Was ist eine chronische Erkrankung?

Eine chronische Erkrankung ist eine Krankheit, die lange andauert, oft schwer oder gar nicht vollständig heilbar ist und dazu führt, dass wiederholt Behandlungen in Anspruch genommen werden müssen. Beispiele hierfür sind Diabetes mellitus, Asthma, chronisch obstruktive Atemwegserkrankungen, koronare Herzkrankheit, Lymphödem und Lipödem.

Chronische Erkrankungen stellen nicht nur eine gesundheitliche Belastung dar, sondern bringen oft auch erhebliche finanzielle Belastungen mit sich. Viele Betroffene fühlen sich im Dschungel der Bürokratie verloren und wissen nicht, welche Unterstützung ihnen zusteht oder wie sie diese beantragen können.

Dieses Buch soll Ihnen einen klaren Überblick über die vielfältigen finanziellen Hilfen geben, die Ihnen zustehen. Es soll Ihnen Mut machen und das nötige Handwerkszeug bieten, um Ihre Lebensqualität trotz aller Hürden der Erkrankung zu verbessern.

Lymph- & Lipödem als chronische Erkrankung

Das **Lymphödem** ist eine chronische Erkrankung, die durch eine Störung im Lymphsystem verursacht wird. Dabei kann die Lymphflüssigkeit nicht mehr ausreichend aus dem Gewebe abtransportiert werden, was zu einer Ansammlung dieser Flüssigkeit führt. Dies führt zu Schwellungen, die häufig an Armen oder Beinen auftreten.

Symptome und Anzeichen eines Lymphödems:

- Schwellungen: Diese beginnen oft mit einer weichen, teigigen Schwellung, die im frühen Stadium durch Hochlagern des betroffenen Körperteils reduziert werden kann.
- Hautveränderungen: Mit Fortschreiten der Erkrankung kann die Haut über dem Ödem verdicken und verhärten, was zu einer verminderten Elastizität der Haut führt.
- Schweregefühl und Spannungsgefühl: Patienten berichten häufig von einem Gefühl der Schwere und Spannung im betroffenen Bereich.
- Eingeschränkte Beweglichkeit: In fortgeschrittenen Stadien kann die Beweglichkeit des betroffenen Körperteils eingeschränkt sein.
- Infektanfälligkeit: Durch die Stauung der Lymphflüssigkeit kann es zu einer erhöhten Anfälligkeit für Infektionen wie Erysipel (Wundrose) kommen.

Eine frühzeitige Diagnose und eine konsequente Therapie sind entscheidend, um das Fortschreiten des Lymphödems zu verhindern und die Lebensqualität der Betroffenen zu erhalten.

Das **Lipödem** hingegen ist eine chronische Fettverteilungsstörung, die fast ausschließlich bei Frauen auftritt. Sie führt zu einer ungleichmäßigen Fettverteilung im Körper, insbesondere an Hüften, Oberschenkeln, Knien und Unterschenkeln. Die genauen Ursachen des Lipödems sind noch nicht vollständig geklärt, jedoch werden hormonelle Veränderungen und genetische Faktoren als mögliche Auslöser diskutiert.

Symptome und Anzeichen eines Lipödems:

- Symmetrische Fettansammlungen: Typischerweise treten diese an den Hüften, Oberschenkeln und dem Gesäß auf, manchmal auch an den Armen.
- Schmerzen und Druckempfindlichkeit: Die betroffenen Bereiche sind oft schmerzhaft und empfindlich gegenüber Druck oder Berührung.
- Neigung zu Blutergüssen: Schon bei geringfügigen Stößen können Hämatome entstehen.
- Kalte Haut: Die Haut über den betroffenen Fettdepots fühlt sich oft kälter an als andere Körperbereiche.
- Fortschreitende Symptome: Ohne Behandlung können sich die Symptome verschlimmern und die Mobilität einschränken.

Beide Erkrankungen sind nicht nur physisch belastend, sondern können auch erhebliche finanzielle Aufwendungen erfordern. Die Kosten für Behandlungen, spezielle Hilfsmittel oder notwendige Anpassungen im Alltag können sich ganz erheblich summieren. Deshalb möchte dieses Buch Ihnen dabei helfen, die verfügbaren finanziellen Unterstützungsmöglichkeiten zu kennen und effektiv zu nutzen, um Ihren Alltag trotz der Erkrankung bestmöglich zu gestalten.

Kapitel 1

📕 Staatliche Hilfen – So unterstützt Sie der Sozialstaat

⚖ Gesetzliche Leistungen im Überblick

Wer eine chronische Erkrankung hat, erfährt nicht nur körperliche und seelische Belastungen, sondern auch finanzielle. Viele Betroffene wissen nicht, dass ihnen **staatliche Unterstützung zusteht**, um ihr Leben leichter zu machen. In diesem Kapitel erfahren Sie, **welche staatlichen Leistungen Sie beanspruchen können**, wie Sie diese **beantragen** und **was Sie tun können, wenn eine Maßnahme abgelehnt wird**. Egal ob Lymphödem, Lipödem oder eine andere chronische Erkrankung: Sie haben Rechte – und dieses Kapitel hilft Ihnen, sie zu nutzen.

◈ 1.1. Eingliederungshilfe – Mehr Teilhabe am Leben

Die Eingliederungshilfe ist eine Leistung für Menschen mit Behinderungen oder für von einer Behinderung bedrohte Personen. Sie ist seit dem 1. Januar 2020 im Neunten Buch Sozialgesetzbuch (SGB IX) geregelt und wurde durch das Bundesteilhabegesetz (BTHG) reformiert.

Die Eingliederungshilfe soll die Teilhabe am gesellschaftlichen Leben ermöglichen oder erleichtern. Sie umfasst Leistungen in folgenden Bereichen:

- **Assistenzleistungen:** Unterstützung im Alltag, beispielsweise durch persönliche Assistenten, die bei Haushaltsführung, Gestaltung sozialer Beziehungen oder Freizeitaktivitäten helfen.
- **Wohnraumförderung:** Hilfe bei der Beschaffung, der Ausstattung oder dem Umbau von Wohnraum, um ein möglichst selbstbestimmtes Leben zu ermöglichen.
- **Berufliche Rehabilitation:** Maßnahmen zur Teilhabe am Arbeitsleben, einschließlich Hilfen zur Erhaltung oder Erlangung eines Arbeitsplatzes, beruflicher Anpassung und Weiterbildung.
- **Teilhabe an Bildung:** Unterstützung bei schulischer und hochschulischer Bildung, um Menschen mit Behinderungen den Zugang zu angemessener Bildung zu ermöglichen.
- **Medizinische Rehabilitation**: Behandlungen zur Verbesserung der Gesundheit.
- **Soziale Teilhabe**: Assistenzleistungen, betreutes Wohnen, Freizeitgestaltung usw.

Im Gegensatz zur Sozialhilfe ist die Eingliederungshilfe nicht primär einkommens- und vermögensabhängig. Es gibt höhere Freibeträge, um die Erwerbstätigkeit und Selbstständigkeit von Menschen mit Behinderungen zu fördern. Im Folgenden finden Sie eine kurze Zusammenfassung dieser Unterschiede.

Merkmal	Sozialhilfe (SGB XII)	Eingliederungshilfe (SGB IX)
Zielgruppe	Menschen in finanzieller Not	Menschen mit (drohender) Behinderung
Zielsetzung	Sicherung des Existenzminimums	Förderung der Teilhabe und Selbstbestimmung
Einkommens-/ Vermögensprüfung	Strenge Prüfung mit niedrigen Freibeträgen	Höhere Freibeträge, um Erwerbstätigkeit zu ermöglichen
Leistungsarten	Lebensunterhalt, Pflege, Gesundheit usw.	Rehabilitation, Bildung, Arbeit, soziale Teilhabe
Rechtsgrundlage	SGB XII	SGB IX

Beispiel: Frau Schmidt bekommt Eingliederungshilfe

Frau Schmidt, die aufgrund eines ausgeprägten Lipolymphödems in ihrer Mobilität eingeschränkt ist, erhält Eingliederungshilfe für den barrierefreien Umbau ihrer Wohnung und die Finanzierung einer persönlichen Assistenz. Diese Maßnahmen ermöglichen es ihr, ihren Alltag selbstbestimmter zu gestalten und aktiv am gesellschaftlichen Leben teilzunehmen.

Die Eingliederungshilfe zielt darauf ab, individuelle Einschränkungen zu minimieren und die Teilhabe am gesellschaftlichen Leben zu fördern. Sie wird nach einer individuellen Bedarfsermittlung gewährt und orientiert sich an den persönlichen Zielen und Wünschen der Leistungsberechtigten.

📝 **Antragstellung:**

Um Eingliederungshilfe zu erhalten, ist ein schriftlicher Antrag erforderlich. Die Zuständigkeit für die Antragsannahme variiert je nach Bundesland und Wohnort. In der Regel sind die örtlichen Sozialämter oder spezielle Eingliederungshilfeträger zuständig.

- *Eine detaillierte Übersicht der zuständigen Stellen nach Bundesländern finden Sie unter https://www.familienratgeber.de/rechte-leistungen/recht-gesetz/antrag-auf-eingliederungshilfe.*

📋 **Wichtige Unterlagen:**

Für die Antragsbearbeitung werden in der Regel folgende Dokumente benötigt:

- **Ärztliche Nachweise:**
    - Aktuelle medizinische Unterlagen über Art und Umfang der Behinderung, wie Atteste oder Klinikberichte
- **Einkommens- und Vermögensnachweise:**
    - Sämtliche Einkommensnachweise
    - Nachweise über Vermögen wie Bankauskünfte
- **Wohnkosten:**
    - Nachweise über Miet- oder Eigentumskosten

Es ist ratsam, vor der Antragstellung bei der zuständigen Stelle zu erfragen, welche spezifischen Unterlagen erforderlich sind, da dies je nach Situation variieren kann.

⏱ **Fristen:**
Die Leistungen der Eingliederungshilfe werden frühestens ab dem ersten Tag des Monats der Antragstellung erbracht, sofern die Voraussetzungen zu diesem Zeitpunkt bereits vorlagen. Daher ist es wichtig, den Antrag zeitnah zu stellen.

Wichtig 2025:
Seit der Reform durch das Bundesteilhabegesetz (BTHG) haben auch Menschen mit nicht-sichtbaren Einschränkungen (wie chronischen Schmerzen oder Bewegungseinschränkungen) bessere Chancen, Leistungen zu erhalten. Es ist jedoch entscheidend, dass die individuellen Teilhabeeinschränkungen nachvollziehbar dargestellt und entsprechend beantragt werden.

🔎 **Gut zu wissen:** Leistungen der Eingliederungshilfe im Bereich „Teilhabe an Bildung oder Arbeit" sind **nicht vollständig einkommens- und vermögensunabhängig**. Es gelten jedoch deutlich höhere Freibeträge und das Einkommen und Vermögen von Partnerinnen und Partnern wird nicht mehr berücksichtigt. Diese Regelungen erleichtern den Zugang zu Leistungen der Eingliederungshilfe für viele Menschen mit Behinderungen.

◈ 1.2. Krankengeld – Wenn Sie länger ausfallen

Krankengeld ist eine finanzielle Leistung der gesetzlichen Krankenversicherung (GKV), die Versicherte unterstützt, wenn sie aufgrund einer Krankheit längerfristig arbeitsunfähig sind. Es dient dazu, den Einkommensausfall während dieser Zeit teilweise zu kompensieren.

☑ Anspruchsvoraussetzungen:

- **Arbeitsunfähigkeit:** Ein Anspruch auf Krankengeld besteht, wenn eine ärztlich festgestellte Arbeitsunfähigkeit vorliegt.
- **Ende der Entgeltfortzahlung:** Arbeitnehmer erhalten in der Regel für die ersten sechs Wochen der Arbeitsunfähigkeit eine Entgeltfortzahlung durch den Arbeitgeber. Ab dem 43. Tag übernimmt die gesetzliche Krankenkasse die Zahlung des Krankengeldes.
- **Mitgliedschaft in der gesetzlichen Krankenversicherung (GKV):** Der Anspruch auf Krankengeld besteht für Mitglieder der GKV, einschließlich pflichtversicherter Arbeitnehmer und Selbstständiger sowie Bezieher von Arbeitslosengeld I.

Höhe des Krankengeldes:

- **Berechnung:** Das Krankengeld beträgt 70 % des regelmäßigen Bruttoarbeitsentgelts, jedoch höchstens 90 % des Nettoarbeitsentgelts.

- **Einmalzahlungen:** Einmalige Zahlungen wie Urlaubs- oder Weihnachtsgeld werden bei der Berechnung berücksichtigt, sofern sie in den letzten zwölf Monaten vor Beginn der Arbeitsunfähigkeit gezahlt wurden.
- **Höchstbetrag:** Für 2025 liegt der gesetzliche Höchstbetrag des Krankengeldes bei 128,63 Euro pro Tag.

🛈 **Weitere Hinweise:**

- **Sozialversicherungsbeiträge:** Während des Bezugs von Krankengeld sind Beiträge zur Renten-, Pflege- und Arbeitslosenversicherung zu leisten. Die Beiträge werden anteilig vom Krankengeld abgezogen.
- **Nahtlosigkeitsregelung:** Überbrückung nach dem Krankengeld

Wenn der Anspruch auf Krankengeld endet (nach maximal 78 Wochen innerhalb von drei Jahren für dieselbe Erkrankung) und die Arbeitsunfähigkeit weiterhin besteht, können Betroffene unter bestimmten Voraussetzungen Arbeitslosengeld I (ALG I) nach der sogenannten **Nahtlosigkeitsregelung** erhalten.

Dies gilt auch dann, wenn sie dem Arbeitsmarkt aktuell nicht zur Verfügung stehen, weil ihre Erwerbsfähigkeit noch nicht abschließend festgestellt wurde. Voraussetzung ist, dass ein Antrag auf Erwerbsminderungsrente gestellt wurde oder die Agentur für Arbeit die Erwerbsfähigkeit als unklar einstuft.

Diese Regelung stellt sicher, dass Betroffene nahtlos finanzielle Unterstützung erhalten, ohne eine Versorgungslücke zwischen dem Ende des Krankengeldes und dem Beginn anderer Leistungen, wie etwa der Erwerbsminderungsrente, befürchten zu müssen.

Es ist ratsam, sich frühzeitig – idealerweise einige Monate vor dem Auslaufen des Krankengeldes – mit der Agentur für Arbeit in Verbindung zu setzen, um die individuellen Möglichkeiten zu besprechen und gegebenenfalls notwendige Anträge zu stellen.

Weitere Informationen zur Nahtlosigkeitsregelung und den damit verbundenen Ansprüchen finden Sie auf den offiziellen Seiten der Bundesagentur für Arbeit oder bei Sozialverbänden wie dem SoVD oder VdK.

Beispiel: Frau Müller und die Nahtlosigkeitsregelung

Frau Müller, 52 Jahre alt, ist seit über 20 Jahren als Verwaltungsangestellte tätig. Im Januar 2023 erkrankt sie schwer und wird arbeitsunfähig. Nach sechs Wochen Lohnfortzahlung durch den Arbeitgeber erhält sie Krankengeld von ihrer gesetzlichen Krankenkasse.

Im Mai 2024, nach 78 Wochen, endet ihr Anspruch auf Krankengeld – ein Vorgang, der als „Aussteuerung“ bezeichnet wird. Zu diesem Zeitpunkt ist Frau Müller weiterhin arbeitsunfähig und ein Antrag auf Erwerbsminderungsrente wurde bereits gestellt, aber noch nicht entschieden.

Um eine finanzielle Lücke zu vermeiden, meldet sich Frau Müller rechtzeitig bei der Agentur für Arbeit und beantragt Arbeitslosengeld nach der Nahtlosigkeitsregelung gemäß § 145 SGB III.

Obwohl sie aufgrund ihrer Erkrankung dem Arbeitsmarkt nicht zur Verfügung steht, erhält sie Arbeitslosengeld, da die Nahtlosigkeitsregelung in Fällen greift, in denen die Erwerbsfähigkeit noch nicht abschließend geklärt ist.

Die Agentur für Arbeit fordert Frau Müller auf, innerhalb eines Monats einen Antrag auf Leistungen zur medizinischen Rehabilitation oder zur Teilhabe am Arbeitsleben zu stellen. Sie kommt dieser Aufforderung nach, um den Anspruch auf Arbeitslosengeld nicht zu gefährden.

Frau Müller erhält nun Arbeitslosengeld, das auf Basis ihres früheren Einkommens berechnet wird. Die Dauer des Bezugs hängt von ihrer Versicherungszeit und ihrem Alter ab.

Sobald über ihren Rentenantrag entschieden ist, wird der Anspruch auf Arbeitslosengeld entsprechend angepasst oder endet, wenn eine Erwerbsminderungsrente bewilligt wird.

Dieses Beispiel zeigt, wie die Nahtlosigkeitsregelung Betroffenen hilft, nahtlos finanzielle Unterstützung zu erhalten, wenn das Krankengeld endet und die Erwerbsfähigkeit noch nicht abschließend festgestellt ist.

Tipp: Bei wiederholter Arbeitsunfähigkeit durch dieselbe Erkrankung können Zeiträume **zusammengerechnet werden** – bis zu 78 Wochen innerhalb von 3 Jahren.

◈ 1.3. Leistungen zur Teilhabe am Arbeitsleben (LTA) – Chancen für Menschen mit chronischen Erkrankungen sowie Lymph- und Lipödemen

Menschen mit einem Lymph- oder Lipödem sowie anderen chronischen Erkrankungen stehen im Berufsleben oft vor besonderen Herausforderungen. Schmerzen, eingeschränkte Mobilität oder häufige Therapien können die berufliche Teilhabe erschweren. Umso wichtiger ist es, die vorhandenen Unterstützungsangebote zu kennen und zu nutzen.

Was sind Leistungen zur Teilhabe am Arbeitsleben?
Diese Leistungen, geregelt im Sozialgesetzbuch IX (§ 49 SGB IX), zielen darauf ab, die Erwerbsfähigkeit von Menschen mit Behinderungen oder von Personen, die von Behinderung bedroht sind, zu erhalten, zu verbessern oder wiederherzustellen. Sie sollen eine dauerhafte Teilhabe am Arbeitsleben sichern.

Welche Maßnahmen können gefördert werden?
Die Palette der Unterstützungsangebote ist vielfältig:

- **Berufsvorbereitung und Grundausbildung:** Maßnahmen, die auf eine Ausbildung oder Umschulung vorbereiten
- **Berufliche Anpassung und Weiterbildung:** Kurse und Schulungen, um vorhandene Kenntnisse zu vertiefen oder neue Fähigkeiten zu erlernen
- **Technische Arbeitshilfen:** Anpassungen am Arbeitsplatz, wie spezielle Möbel oder Geräte, die die Arbeit erleichtern

- **Arbeitsassistenz:** Persönliche Unterstützung durch Assistenten, beispielsweise beim Transport von Materialien oder bei organisatorischen Aufgaben
- **Mobilitätshilfen:** Fahrdienste oder Zuschüsse für Fahrkosten, um den Arbeitsweg zu erleichtern
- **Gründungszuschüsse:** Finanzielle Unterstützung für den Schritt in die Selbstständigkeit
- **Budget für Arbeit:** Dieses Budget ermöglicht Menschen mit Behinderungen den Übergang auf den allgemeinen Arbeitsmarkt, indem es Arbeitgebern Lohnkostenzuschüsse von bis zu 75 % des Bruttolohns bietet.
- **Budget für Ausbildung:** Dieses Budget ermöglicht eine anerkannte Berufsausbildung außerhalb von Werkstätten für Menschen mit Behinderungen, insbesondere für voll erwerbsgeminderte Personen.
- **Kfz-Hilfe:** Finanzielle Unterstützung für die behinderungsgerechte Ausstattung oder Anschaffung eines Fahrzeugs, um den Arbeitsweg zu erleichtern
- **Leistungen in Werkstätten für behinderte Menschen (WfbM):** Für Personen, die aufgrund ihrer Behinderung nicht auf dem allgemeinen Arbeitsmarkt tätig sein können

🔎 Wer ist zuständig?

Je nach individueller Situation können verschiedene Träger verantwortlich sein:

- **Bundesagentur für Arbeit**
- **Deutsche Rentenversicherung**

- **Integrationsämter**
- **Gesetzliche Krankenversicherung:** Für medizinische Rehabilitation und ergänzende Leistungen
- **Gesetzliche Unfallversicherung:** Bei Arbeitsunfällen oder Berufskrankheiten
- **Träger der öffentlichen Jugendhilfe:** Für junge Menschen mit Behinderungen
- **Träger der Eingliederungshilfe:** Für Personen, die keine Leistungen von anderen Rehabilitationsträgern erhalten

Wie stelle ich einen Antrag?

- **1. Beratungsgespräch:** Vereinbaren Sie einen Termin mit dem zuständigen Rehabilitationsträger, z. B. der Agentur für Arbeit oder der Rentenversicherung.
- **2. Antragsformular:** Füllen Sie das entsprechende Formular aus.
- **3. Erforderliche Unterlagen:** Legen Sie medizinische Gutachten, Nachweise über die Behinderung und ggf. Arbeitsunfähigkeitsbescheinigungen bei.
- **4. Fristen beachten:** Stellen Sie den Antrag möglichst frühzeitig, idealerweise bevor Kosten entstehen.
- **5. Unabhängige Beratungsstelle: Ergänzende unabhängige Teilhabeberatung (EUTB):** Sie unterstützt Menschen mit Behinderungen bei der Beantragung von Leistungen.

Beispiel: Frau Schneider findet neuen beruflichen Weg durch LTA

Frau Schneider, 45 Jahre alt, war über zwei Jahrzehnte als Friseurin tätig. Aufgrund einer chronischen Hauterkrankung entwickelte sie eine starke Kontaktallergie gegen Haarfärbemittel und andere chemische Substanzen, die in ihrem Beruf unvermeidlich sind. Trotz medizinischer Behandlungen verschlechterte sich ihr Zustand, sodass sie ihren Beruf nicht mehr ausüben konnte.

Nach einer medizinischen Rehabilitation wurde festgestellt, dass Frau Schneider dauerhaft nicht mehr in ihrem erlernten Beruf arbeiten kann. Sie wandte sich an die Deutsche Rentenversicherung und beantragte Leistungen zur Teilhabe am Arbeitsleben.

In einem Beratungsgespräch wurden ihre Interessen und Fähigkeiten analysiert. Da sie stets Freude am Umgang mit Menschen hatte und über organisatorisches Talent verfügte, entschied sie sich für eine Umschulung zur Kauffrau im Gesundheitswesen.

Die Rentenversicherung übernahm die Kosten für die zweijährige Umschulung in einem Berufsförderungswerk. Zusätzlich erhielt Frau Schneider Übergangsgeld zur Sicherung ihres Lebensunterhalts während der Maßnahme.

Nach erfolgreichem Abschluss der Umschulung fand sie eine Anstellung in einer Rehabilitationsklinik, wo sie administrative Aufgaben übernimmt und Patienten bei organisatorischen Fragen unterstützt. Frau Schneider ist dankbar für die Unterstützung durch die LTA, die ihr einen neuen beruflichen Weg eröffnet hat.

Präzisierung der Zuständigkeiten:
Eingliederungshilfe wird erbracht, wenn kein anderer Rehabilitationsträger zuständig ist oder wenn es um Leistungen geht, die speziell auf die soziale Teilhabe und die individuelle Lebensführung abzielen. Die Eingliederungshilfe ist seit dem 1. Januar 2020 Teil des SGB IX und wird von den Trägern der Eingliederungshilfe erbracht.

Ergänzende Hinweise:
Um Unklarheiten über die Zuständigkeit zu vermeiden, sieht das SGB IX ein Verfahren zur Zuständigkeitsklärung vor. Gemäß § 14 SGB IX ist der zuerst angegangene Rehabilitationsträger verpflichtet, innerhalb von zwei Wochen zu prüfen, ob er zuständig ist, und gegebenenfalls den Antrag an den zuständigen Träger weiterzuleiten. Diese Regelung soll sicherstellen, dass Leistungsberechtigte zügig die benötigten Leistungen erhalten.

Fazit:
Leistungen zur Teilhabe am Arbeitsleben bieten Menschen mit chronischen Erkrankungen wertvolle Unterstützung, um beruflich aktiv zu bleiben oder neue Wege zu gehen. Informieren Sie sich frühzeitig über Ihre Möglichkeiten und nutzen Sie die vorhandenen Angebote, um Ihre berufliche Zukunft selbstbestimmt zu gestalten.

Wichtig: Fristen. Es ist wichtig, den Antrag auf LTA **vor** Beginn der Maßnahme zu stellen, da eine rückwirkende Bewilligung in der Regel nicht möglich ist.

◈ 1.4. Blinden- und Sehbehindertengeld, Blindenhilfe – Finanzielle Unterstützung für Menschen mit Sehbeeinträchtigung

Menschen mit Blindheit oder hochgradiger Sehbehinderung stehen im Alltag vor besonderen Herausforderungen. Um die daraus resultierenden Mehraufwendungen auszugleichen, bieten Bund und Länder verschiedene finanzielle Unterstützungsleistungen an.

Blindengeld:
Als blind gelten Personen, deren Sehschärfe auf dem besseren Auge nicht mehr als 2 % beträgt oder die eine gleichwertige Einschränkung aufweisen. Hochgradig sehbehindert sind Menschen mit einer Sehschärfe von nicht mehr als 5 % auf dem besseren Auge oder einer vergleichbaren Beeinträchtigung. Die genauen Definitionen und Voraussetzungen können je nach Bundesland variieren.

Das **Blindengeld** ist eine monatliche, einkommens- und vermögensunabhängige Leistung, die von den Bundesländern gewährt wird. Es dient dem Ausgleich behinderungsbedingter Mehraufwendungen, wie beispielsweise für Assistenz, spezielle Hilfsmittel oder Mobilitätshilfen. Die Höhe des Blindengeldes variiert je nach Bundesland.

Beispielsweise beträgt das Blindengeld in Nordrhein-Westfalen für volljährige blinde Menschen bis zum 59. Lebensjahr 880,28 Euro monatlich. Ab dem 60. Lebensjahr reduziert sich der Betrag auf 473 Euro monatlich. Für Minderjährige liegt der Betrag bei 440,90 Euro monatlich.

Es ist wichtig zu beachten, dass Leistungen der Pflegeversicherung auf das Blindengeld angerechnet werden können. So reduziert sich beispielsweise in Nordrhein-Westfalen das Blindengeld für Personen mit Pflegegrad 2 auf 701 Euro und bei Pflegegrad 3 bis 5 auf 714,11 Euro monatlich, auch abhängig davon, ob zu Hause gepflegt wird oder im Heim.

👁 Sehbehindertengeld:

In einigen Bundesländern wird zusätzlich ein **Sehbehindertengeld** für hochgradig sehbehinderte Menschen gewährt. Die Höhe und Voraussetzungen dieser Leistung variieren ebenfalls je nach Bundesland.

In Nordrhein-Westfalen erhalten hochgradig sehbehinderte Menschen ab dem vollendeten 16. Lebensjahr monatlich 77 Euro. Diese Leistung wird unabhängig von Einkommen und Vermögen gewährt und nicht auf andere Sozialleistungen angerechnet.

📄 Voraussetzungen:

Für den Erhalt von Blindengeld ist in der Regel der Nachweis der Blindheit erforderlich. Dies kann durch eine augenärztliche Bescheinigung oder den Schwerbehindertenausweis mit dem Merkzeichen „Bl" erfolgen.

Für das Sehbehindertengeld ist der Nachweis einer hochgradigen Sehbehinderung notwendig, beispielsweise durch eine Sehschärfe von nicht mehr als 5 % auf dem besseren Auge oder eine gleichwertige Beeinträchtigung. In Nordrhein-Westfalen ist zudem ein Mindestalter von 16 Jahren Voraussetzung.

Antragstellung:

Die Leistungen müssen schriftlich beantragt werden. Zuständig sind in der Regel die örtlichen Sozialämter oder Landesämter für soziale Dienste. Dem Antrag sollten medizinische Nachweise über die Sehbeeinträchtigung beigefügt werden. Wichtig ist, dass die Leistungen erst ab dem Monat der Antragstellung gewährt werden; eine rückwirkende Zahlung ist in der Regel nicht möglich.

Blindenhilfe – Ergänzende Sozialleistung für Menschen mit Blindheit:

Die **Blindenhilfe** ist eine bundesweit einheitlich geregelte Leistung der Sozialhilfe gemäß § 72 SGB XII. Sie dient dem Ausgleich blindheitsbedingter Mehraufwendungen und wird **einkommens- und vermögensabhängig** gewährt.

Voraussetzungen:

Anspruch auf Blindenhilfe haben Personen, die:

- als blind gelten (Sehschärfe auf dem besseren Auge nicht mehr als 2 % oder gleichwertige Einschränkung),
- ihren gewöhnlichen Aufenthalt in Deutschland haben
- und deren Einkommen und Vermögen die im SGB XII festgelegten Grenzen nicht überschreiten.

Die Blindenhilfe wird in der Regel **zusätzlich** zum Landesblindengeld gezahlt, sofern dieses niedriger ist als die Blindenhilfe. In diesem Fall wird die Differenz zwischen beiden Leistungen als ergänzende Blindenhilfe gewährt.

Höhe der Blindenhilfe:
Die Höhe der Blindenhilfe orientiert sich an den Regelsätzen der Sozialhilfe und beträgt seit dem 1. Juli 2024:

- für volljährige blinde Menschen: **880,28 Euro** monatlich,
- für minderjährige blinde Menschen: **440,90 Euro** monatlich.

Diese Beträge können sich jährlich ändern. Es ist daher ratsam, die aktuellen Werte bei den zuständigen Sozialhilfeträgern zu erfragen.

Antragstellung:
Die Blindenhilfe muss schriftlich bei dem zuständigen Sozialamt beantragt werden. Dem Antrag sind in der Regel beizufügen:

- ein aktuelles augenärztliches Gutachten,
- Nachweise über Einkommen und Vermögen
- sowie gegebenenfalls der Bescheid über das Landesblindengeld.

Die Leistung wird ab dem Monat der Antragstellung gewährt; eine rückwirkende Zahlung ist in der Regel nicht möglich.

⚠ **Anrechnung anderer Leistungen:**
Das Landesblindengeld wird vollständig auf die Blindenhilfe angerechnet. Zudem können Leistungen der Pflegeversicherung (z. B. Pflegegeld) die Höhe der Blindenhilfe beein-

flussen. Die genauen Anrechnungsmodalitäten variieren je nach Bundesland.

Fazit:

Die Blindenhilfe stellt eine wichtige finanzielle Unterstützung für blinde Menschen dar, die über geringe Einkünfte und Vermögen verfügen. Sie ergänzt das Landesblindengeld und trägt dazu bei, die durch die Blindheit entstehenden Mehraufwendungen auszugleichen. Eine frühzeitige Antragstellung und umfassende Beratung bei den zuständigen Sozialhilfeträgern sind empfehlenswert, um alle Ansprüche geltend zu machen.

BEISPIEL: FRAU BECKER ERHÄLT UNTERSTÜTZUNG DURCH BLINDENGELD UND BLINDENHILFE

Frau Becker, 62 Jahre alt, lebt in Kamp-Lintfort, Nordrhein-Westfalen. Aufgrund einer fortschreitenden Augenerkrankung ist sie seit Kurzem vollständig erblindet. Sie besitzt einen Schwerbehindertenausweis mit dem Merkzeichen „Bl".

Nach Beratung durch die GenerationenBeratung Moers erfährt Frau Becker, dass sie Anspruch auf Blindengeld hat.

Sie stellt einen Antrag beim Landschaftsverband Rheinland (LVR). Da sie über 60 Jahre alt ist, beträgt das Blindengeld 473 Euro monatlich. Zusätzlich beantragt sie ergänzende Blindenhilfe nach dem SGB XII, da ihr Einkommen bestimmte Grenzen nicht überschreitet. Nach Prüfung erhält sie den Differenzbetrag von 407,28 Euro als Blindenhilfe, sodass sie insgesamt 880,28 Euro monatlich zur Verfügung hat.

Mit dieser finanziellen Unterstützung kann Frau Becker spezielle Hilfsmittel anschaffen, wie beispielsweise eine Sprachausgabe-Software für ihren Computer, und Assistenzleistungen in Anspruch nehmen, die ihr den Alltag erleichtern.

💡 **Tipp:** Da sich diese Leistungen in der Regel jährlich zum 1. Juli anpassen, ist es möglich, dass sich die Beträge zum 1. Juli 2025 ändern. Zum aktuellen Zeitpunkt (April 2025) sind jedoch noch keine neuen Beträge veröffentlicht worden.

Daher ist es ratsam, die offiziellen Quellen wie die Webseiten des Landschaftsverbandes Rheinland (LVR) oder des Landschaftsverbandes Westfalen-Lippe (LWL) regelmäßig zu konsultieren, um über die aktuellen Beträge informiert zu bleiben.

◈ 1.5. Schwerbehindertenausweis – Rechte, Merkzeichen und Nachteilsausgleiche

In Deutschland gilt eine Person als schwerbehindert, wenn ein Grad der Behinderung (GdB) von mindestens 50 festgestellt wurde. Viele chronisch Erkrankte – darunter auch Menschen mit Lymph- oder Lipödemen im Stadium II oder III – erreichen diesen Wert aufgrund von Bewegungseinschränkungen, chronischen Schmerzen oder psychischen Belastungen.

📄 Was ist der Schwerbehindertenausweis?

Der Schwerbehindertenausweis ist ein amtliches Dokument, das den festgestellten GdB sowie gegebenenfalls spezielle Merkzeichen enthält. Der GdB wird in Zehnerschritten von 20 bis 100 festgelegt und gibt Auskunft darüber, wie stark eine Person durch ihre Behinderung im Alltag eingeschränkt ist. Ab einem GdB von 50 wird eine Person als schwerbehindert anerkannt.

🏷 Merkzeichen und ihre Bedeutung:
Zusätzlich zum GdB können im Schwerbehindertenausweis Merkzeichen eingetragen sein, die spezifische Nachteilsausgleiche und Vergünstigungen ermöglichen:

- **G**: Erhebliche Beeinträchtigung der Bewegungsfähigkeit im Straßenverkehr
- **aG**: Außergewöhnliche Gehbehinderung
- **H**: Hilflosigkeit
- **B**: Berechtigung zur Mitnahme einer Begleitperson im öffentlichen Nahverkehr
- **RF**: Befreiung oder Ermäßigung des Rundfunkbeitrags
- **Bl**: Blindheit
- **Gl**: Gehörlosigkeit

Diese Merkzeichen sind in verschiedenen Rechtsbereichen mit besonderen Vergünstigungen verbunden, die über die allgemeinen Vorteile einer Schwerbehinderung hinausgehen.

⚖ Nachteilsausgleiche: Ihre Rechte und Vorteile:
Der Schwerbehindertenausweis eröffnet eine Vielzahl von Nachteilsausgleichen, die dazu dienen, behinderungsbedingte Nachteile auszugleichen und die Teilhabe am gesellschaftlichen Leben zu erleichtern:

Steuerliche Erleichterungen:
Je nach GdB und Merkzeichen können folgende steuerliche Vorteile in Anspruch genommen werden:

- **Behinderten-Pauschbetrag:** Das ist ein Pauschbetrag bei der Einkommensteuer, dessen Höhe vom GdB abhängt.
- **Außergewöhnliche Belastungen:** Zusätzliche Kosten, die durch die Behinderung entstehen, können steuerlich geltend gemacht werden.
- **Fahrtkosten-Pauschbetrag:** Für Menschen mit bestimmten Merkzeichen (z. B. aG, Bl, H) kann ein Pauschbetrag für Fahrtkosten angesetzt werden.

Diese steuerlichen Vorteile sind nur möglich, wenn das zu begünstigende Fahrzeug auf den Namen der schwerbehinderten Person zugelassen ist.

Kfz-Steuervergünstigungen:
Abhängig von den Merkzeichen im Schwerbehindertenausweis können folgende Vergünstigungen bei der Kfz-Steuer beantragt werden:

- **100 % Steuerbefreiung:** Für Personen mit den Merkzeichen aG, Bl oder H
- **50 % Steuerermäßigung:** Für Personen mit den Merkzeichen G oder Gl, sofern sie auf die unentgeltliche Beförderung im öffentlichen Nahverkehr verzichten

Diese Steuervergünstigungen gelten nur für ein Fahrzeug, das auf die schwerbehinderte Person zugelassen ist.

Unentgeltliche Beförderung im öffentlichen Nahverkehr:
Mit bestimmten Merkzeichen (z. B. G, aG, H, Bl, Gl) haben schwerbehinderte Menschen Anspruch auf unentgeltliche Beförderung im öffentlichen Nahverkehr. Hierfür ist eine gültige Wertmarke erforderlich, die gegen eine jährliche oder halbjährliche Gebühr erhältlich ist. In bestimmten Fällen, etwa bei Bezug von Sozialleistungen, kann diese Gebühr entfallen.

Parkerleichterungen:
Das Merkzeichen aG berechtigt zur Nutzung von Behindertenparkplätzen. Personen mit dem Merkzeichen G können unter bestimmten Voraussetzungen einen orangefarbenen Parkausweis beantragen, der weitere Parkerleichterungen ermöglicht.

Zusatzurlaub:
Arbeitnehmer mit einem Schwerbehindertenausweis haben Anspruch auf zusätzlichen bezahlten Urlaub von einer Arbeitswoche (in der Regel fünf Tage) pro Kalenderjahr.

Besonderer Kündigungsschutz:
Schwerbehinderte Menschen genießen einen besonderen Kündigungsschutz. Eine Kündigung durch den Arbeitgeber bedarf der vorherigen Zustimmung des Integrationsamtes.

Frühzeitiger Renteneintritt:
Menschen mit einem GdB von mindestens 50 können unter bestimmten Voraussetzungen zwei Jahre früher in Rente gehen, ohne Abschläge in Kauf nehmen zu müssen. Vo-

raussetzung ist eine Mindestversicherungszeit von 35 Jahren in der gesetzlichen Rentenversicherung.

Antragstellung und Verfahren:

Der Antrag auf Feststellung des GdB und die Ausstellung des Schwerbehindertenausweises erfolgen bei den zuständigen Versorgungsämtern oder Landesämtern für Soziales. Dem Antrag sollte ein aktuelles Passfoto mit Name, Vorname und Geburtsdatum auf der Rückseite des Fotos beigelegt werden.

Antragstellung und Verfahren NRW:

In Nordrhein-Westfalen können der Antrag auf Feststellung des Grades der Behinderung (GdB) und die Ausstellung des Schwerbehindertenausweises sowohl schriftlich als auch online gestellt werden.

Schriftliche Antragstellung:

Antragsformulare sind bei den Stadt- und Kreisverwaltungen, Sozialverbänden, Behindertenbeauftragten sowie online verfügbar. Der ausgefüllte Antrag ist an die zuständige Kommune zu richten. Dem Antrag sollten möglichst aktuelle medizinische Unterlagen beigefügt werden, wie z. B. Befundberichte oder ärztliche Gutachten, die nicht älter als zwei Jahre sind. Fehlende Unterlagen können von der Behörde bei den im Antrag benannten Ärzten oder Stellen angefordert werden, sofern eine entsprechende Schweigepflichtentbindung vorliegt.

💻 **Online-Antrag über ELSA.NRW:**

Alternativ kann der Antrag elektronisch über das Portal http://ELSA.NRW gestellt werden. Nach dem Ausfüllen des Online-Formulars ist es erforderlich, eine ausgedruckte und unterschriebene Erklärung per Post oder Fax an die zuständige Stelle zu senden, da eine eigenhändige Unterschrift zurzeit noch notwendig ist.

📷 **Benötigte Unterlagen:**

Für die Antragstellung werden folgende Unterlagen benötigt:

- Ausgefülltes Antragsformular
- Aktuelle medizinische Unterlagen (z. B. Befundberichte, ärztliche Gutachten)
- Amtlicher Lichtbildausweis (Personalausweis oder Reisepass)
- Ein aktuelles Lichtbild im Passbildformat (für Personen ab 10 Jahren)
- Gegebenenfalls eine Schweigepflichtentbindung zur Anforderung weiterer medizinischer Unterlagen
- Steuer-ID

Es ist wichtig, alle Angaben vollständig und genau zu machen, um mögliche Verzögerungen zu vermeiden. Eine sorgfältige Vorbereitung fördert die zügige Bearbeitung des Antrags.

Beispiel: Frau Meier beantragt einen Schwerbehindertenausweis aufgrund eines Lipödems

Frau Meier, 45 Jahre alt, arbeitet als Verwaltungsangestellte und leidet seit mehreren Jahren an einem Lipödem im Stadium II. Trotz konsequenter konservativer Therapie mit Kompressionsstrümpfen und regelmäßiger manueller Lymphdrainage klagt sie über anhaltende Schmerzen, Spannungsgefühle und eine zunehmende Einschränkung ihrer Mobilität.

Auf Anraten ihrer behandelnden Ärztin entschließt sich Frau Meier, einen Antrag auf Feststellung des Grades der Behinderung (GdB) zu stellen. In ihrem Antrag beschreibt sie detailliert ihre täglichen Einschränkungen:

- Schmerzen und Schwellungen in den Beinen, die das Gehen und Stehen erschweren
- Erschöpfung nach kurzen Wegstrecken
- Psychische Belastung durch die sichtbaren Veränderungen ihres Körpers

Sie fügt medizinische Unterlagen bei, darunter Befundberichte ihrer Phlebologin und Nachweise über die durchgeführten Therapien.

Nach Prüfung ihres Antrags stellt das Versorgungsamt einen GdB von 50 fest und erkennt das Merkzeichen „G" für erhebliche Beeinträchtigung der Bewegungsfähigkeit im Straßenverkehr an.

Mit dem Schwerbehindertenausweis erhält Frau Meier nun verschiedene Nachteilsausgleiche:

- Fünf zusätzliche Urlaubstage pro Jahr

- Besonderer Kündigungsschutz
- Möglichkeit der unentgeltlichen Nutzung des öffentlichen Nahverkehrs
- Steuerliche Freibeträge

Diese Unterstützungen erleichtern Frau Meier den Alltag erheblich und tragen dazu bei, ihre Lebensqualität trotz der chronischen Erkrankung zu verbessern.

📜 **Vorteile des Schwerbehindertenausweises 2025:**
Ein anerkannter Grad der Behinderung (GdB) von mindestens 50 bringt verschiedene Nachteilsausgleiche mit sich, die den Alltag erleichtern und die Teilhabe am gesellschaftlichen Leben fördern:

- **Steuerliche Entlastungen:** Abhängig vom GdB können Pauschbeträge zwischen 1.140 € (GdB 50) und 2.840 € (GdB 100) jährlich geltend gemacht werden. Personen mit den Merkzeichen „H", „Bl" oder „TBl" erhalten einen erhöhten Pauschbetrag von 7.400 €.
- **Frühzeitiger Renteneintritt:** Menschen mit Schwerbehinderung können unter bestimmten Voraussetzungen zwei Jahre früher in Rente gehen, ohne Abschläge in Kauf nehmen zu müssen. Voraussetzung ist eine Mindestversicherungszeit von 35 Jahren in der gesetzlichen Rentenversicherung.
- **Fahrpreisermäßigungen:** Mit bestimmten Merkzeichen (z. B. „G", „aG", „Bl", „H", „Gl") können schwerbehinderte Menschen den öffentlichen Nahverkehr kostenlos oder zu ermäßigten Preisen nutzen. Hierfür ist eine gültige Wertmarke erforderlich, die ge-

gen eine jährliche oder halbjährliche Gebühr erhältlich ist. In bestimmten Fällen, etwa bei Bezug von Sozialleistungen, kann diese Gebühr entfallen.

- **Zusätzlicher Urlaub:** Arbeitnehmer mit einem Schwerbehindertenausweis haben Anspruch auf zusätzlichen bezahlten Urlaub von einer Arbeitswoche (in der Regel fünf Tage) pro Kalenderjahr.
- **Besonderer Kündigungsschutz:** Schwerbehinderte Menschen genießen einen besonderen Kündigungsschutz. Eine Kündigung durch den Arbeitgeber bedarf der vorherigen Zustimmung des Integrationsamtes.

Hinweis: Gleichstellung bei GdB von 30 oder 40:
Auch Personen mit einem GdB von 30 oder 40 können unter bestimmten Voraussetzungen den Status eines schwerbehinderten Menschen erlangen, indem sie eine Gleichstellung bei der Agentur für Arbeit beantragen. Dies ist möglich, wenn ohne die Gleichstellung der Arbeitsplatz gefährdet wäre oder Schwierigkeiten bestehen, einen geeigneten Arbeitsplatz zu finden. Durch die Gleichstellung erhalten Betroffene insbesondere einen besonderen Kündigungsschutz und Zugang zu Leistungen zur Teilhabe am Arbeitsleben. Allerdings sind einige Nachteilsausgleiche, wie der zusätzliche Urlaub oder der frühzeitige Renteneintritt, ausgeschlossen.

- *Tipp: Detaillierte Informationen finden Sie unter https://www.betanet.de.*

◈ 1.6. Sozialhilfe, Wohngeld & Hilfe zur Pflege – Wenn das Einkommen nicht reicht

📄 Sozialhilfe (SGB XII) – Unterstützung bei fehlender Erwerbsfähigkeit:
Die Sozialhilfe gemäß dem Zwölften Buch Sozialgesetzbuch (SGB XII) richtet sich an Personen, die ihren Lebensunterhalt nicht aus eigenen Mitteln bestreiten können und keine ausreichenden Ansprüche auf andere Sozialleistungen haben. Dies betrifft insbesondere Menschen, die aufgrund von Krankheit oder Behinderung dauerhaft erwerbsgemindert sind.

🔎 Leistungsarten:

- **Hilfe zum Lebensunterhalt:** Für Personen, die vorübergehend nicht erwerbsfähig sind
- **Grundsicherung im Alter und bei Erwerbsminderung:** Für dauerhaft voll erwerbsgeminderte Personen und Menschen ab dem Rentenalter

Leistungshöhe 2025:
Die Regelsätze bleiben im Jahr 2025 unverändert:

- Alleinstehende erhalten monatlich **563 Euro**.
- Partner in Bedarfsgemeinschaften erhalten jeweils **506 Euro**.

Diese Beträge decken den grundlegenden Lebensunterhalt ab und können durch zusätzliche Leistungen ergänzt werden, beispielsweise für Unterkunft und Heizung.

Antragstellung:
Der Antrag auf Sozialhilfe ist beim örtlichen Sozialamt zu stellen. Erforderlich sind Nachweise über Einkommen, Vermögen und gesundheitliche Einschränkungen.

Bürgergeld (SGB II) – Unterstützung für erwerbsfähige Hilfebedürftige:
Das Bürgergeld, eingeführt im Januar 2023, ersetzt das frühere Arbeitslosengeld II („Hartz IV") und ist im Zweiten Buch Sozialgesetzbuch (SGB II) geregelt. Es richtet sich an Menschen, die grundsätzlich erwerbsfähig sind, aber ihren Lebensunterhalt nicht aus eigenem Einkommen oder Vermögen sichern können.

Leistungshöhe 2025:
Die Regelsätze entsprechen denen der Sozialhilfe:

- Alleinstehende erhalten monatlich **563 Euro**.
- Partner in Bedarfsgemeinschaften erhalten jeweils **506 Euro**.

Zusätzlich können Leistungen für Unterkunft und Heizung sowie Mehrbedarfe gewährt werden.

Antragstellung:
Der Antrag auf Bürgergeld ist beim zuständigen Jobcenter zu stellen. Benötigt werden Nachweise über Einkommen, Vermögen und die Bereitschaft zur Arbeitsaufnahme.

🏠 **Wohngeld – Entlastung für Haushalte mit geringem Einkommen:**

Das Wohngeld ist eine staatliche Leistung, die Haushalte mit niedrigem Einkommen bei den Wohnkosten unterstützt. Es wird als Zuschuss zur Miete (Mietzuschuss) oder zur Belastung für selbstgenutztes Wohneigentum (Lastenzuschuss) gewährt. Ziel ist es, angemessenes und familiengerechtes Wohnen zu sichern und den Bezug von Grundsicherungsleistungen wie Bürgergeld oder Sozialhilfe zu vermeiden.

📈 **Wohngeld-Plus-Reform und Erhöhung 2025:**

Mit der Wohngeld-Plus-Reform zum 1. Januar 2023 wurde das Wohngeld umfassend reformiert:

- **Ausweitung des Empfängerkreises:** Die Anzahl der Wohngeldhaushalte wurde auf rund 2 Millionen verdreifacht.
- **Erhöhung der Leistungen:** Das durchschnittliche Wohngeld stieg um etwa 190 Euro auf rund 370 Euro monatlich.
- **Einführung von Heiz- und Klimakomponenten:** Dauerhafte Zuschläge zur Abfederung steigender Energiepreise und zur Unterstützung bei energetischen Sanierungen wurden eingeführt.

Zum 1. Januar 2025 erfolgt eine weitere Anpassung:

- **Erhöhung um durchschnittlich 15 %:** Das monatliche Wohngeld steigt im Schnitt um etwa 30 Euro, um die Entlastungswirkung angesichts gestiegener Mieten und Lebenshaltungskosten zu erhalten.

👥 Wer hat Anspruch auf Wohngeld?

Anspruchsberechtigt sind Haushalte, die:

- ein geringes Einkommen haben, das jedoch oberhalb der Grundsicherungsgrenze liegt,
- Mieter einer Wohnung oder Eigentümer von selbstgenutztem Wohnraum sind,
- nicht bereits andere Sozialleistungen erhalten, die Wohnkosten abdecken (z. B. Bürgergeld, Sozialhilfe).

Zu den typischen Empfängergruppen zählen:

- Alleinerziehende
- Familien
- Rentnerinnen und Rentner
- Geringverdienende

🧮 Wie wird das Wohngeld berechnet?

Die Höhe des Wohngeldes hängt ab von:

- der Anzahl der zu berücksichtigenden Haushaltsmitglieder,
- dem Gesamteinkommen des Haushalts
- der zu berücksichtigenden Miete oder Belastung (z. B. bei Eigentum),
- der Mietenstufe der Gemeinde, in der der Wohnraum liegt.

Ein Wohngeldrechner des Bundesministeriums für Wohnen, Stadtentwicklung, Bauwesen bietet eine erste Orientierung.

- *https://www.bmwsb.bund.de/Webs/BMWSB/DE/themen/stadt-wohnen/wohnraumfoerderung/wohngeld/wohngeldrechner-2025-artikel.html*

📝 **Antragstellung:**
Wohngeld muss schriftlich bei der örtlich zuständigen Wohngeldbehörde (Gemeinde-, Stadt- oder Kreisverwaltung) beantragt werden. Viele Bundesländer bieten mittlerweile auch Online-Anträge an.

Erforderliche Unterlagen können sein:

- Einkommensnachweise
- Mietvertrag oder Nachweise über Belastungen bei Eigentum
- Nachweise über die Haushaltsgröße

Wichtig: Wohngeld wird in der Regel für 12 Monate bewilligt. Ein Weiterbewilligungsantrag sollte rechtzeitig vor Ablauf gestellt werden, um eine nahtlose Zahlung sicherzustellen.

Hilfe zur Pflege (SGB XII) – Unterstützung bei unzureichender Pflegefinanzierung:
Die „Hilfe zur Pflege" ist eine Leistung der Sozialhilfe nach dem Siebten Kapitel des Zwölften Buches Sozialgesetzbuch (SGB XII). Sie unterstützt pflegebedürftige Menschen, deren Einkommen und Vermögen – sowie gegebenenfalls die Leistungen der Pflegeversicherung – nicht ausreichen, um die erforderliche Pflege sicherzustellen. Diese Hilfe kann sowohl für die häusliche als auch für die teilstationäre oder vollstationäre Pflege gewährt werden.

Voraussetzungen für den Bezug:
Anspruch auf Hilfe zur Pflege haben Personen, die

- einen anerkannten Pflegegrad (2 bis 5) besitzen,
- nicht in der Lage sind, die notwendigen Pflegekosten aus eigenem Einkommen und Vermögen zu tragen,
- keine ausreichenden Leistungen aus der Pflegeversicherung erhalten oder nicht pflegeversichert sind.

Die Hilfe zur Pflege ist nachrangig, das heißt, sie wird nur gewährt, wenn keine vorrangigen Ansprüche bestehen oder diese nicht ausreichen.

Leistungen der Hilfe zur Pflege:
Die Hilfe zur Pflege umfasst ein breites Spektrum an Leistungen, die individuell angepasst werden:

- **Häusliche Pflegehilfe:** Unterstützung durch ambulante Pflegedienste oder selbst beschaffte Pflegekräfte
- **Pflegegeld:** Finanzielle Unterstützung für pflegebedürftige Personen, die ihre Pflege selbst organisieren
- **Verhinderungspflege:** Übernahme der Kosten für Ersatzpflege, wenn die reguläre Pflegeperson verhindert ist
- **Pflegehilfsmittel:** Bereitstellung von Hilfsmitteln, die zur Pflege notwendig sind
- **Maßnahmen zur Verbesserung des Wohnumfeldes:** Finanzierung von Umbaumaßnahmen, die die Pflege zu Hause erleichtern

- **Teilstationäre Pflege:** Tages- oder Nachtpflege in entsprechenden Einrichtungen
- **Kurzzeitpflege:** Vorübergehende stationäre Pflege, beispielsweise nach einem Krankenhausaufenthalt
- **Vollstationäre Pflege:** Übernahme der Kosten für die Unterbringung in einem Pflegeheim, wenn häusliche oder teilstationäre Pflege nicht möglich ist

Die Leistungen werden bedarfsdeckend gewährt, das heißt, sie orientieren sich am individuellen Pflegebedarf und nicht an pauschalen Beträgen.

Anrechnung von Einkommen und Vermögen:
Bei der Hilfe zur Pflege wird das Einkommen und Vermögen des Pflegebedürftigen berücksichtigt. Es gibt jedoch Freibeträge, die nicht angerechnet werden, beispielsweise:

- Ein Grundfreibetrag für das Einkommen
- Schonvermögen, wie ein angemessener Barbetrag oder ein selbstgenutztes Eigenheim

Unterhaltsverpflichtete Angehörige werden in der Regel nur herangezogen, wenn ihr Jahreseinkommen über 100.000 Euro liegt.

Antragstellung:
Der Antrag auf Hilfe zur Pflege ist beim örtlich zuständigen Sozialamt zu stellen. Erforderliche Unterlagen können sein:

- Personalausweis oder Reisepass
- Nachweise über Einkommen und Vermögen
- Bescheid über den Pflegegrad

- Rechnungen von Pflegediensten oder Pflegeeinrichtungen

Es empfiehlt sich, vorab Kontakt mit dem Sozialamt aufzunehmen, um die erforderlichen Unterlagen und das genaue Verfahren zu klären.

🧭 **Fazit:**
Für Betroffene von Lymph- und Lipödemen sowie anderen chronischen Erkrankungen bieten Sozialhilfe, Bürgergeld und Wohngeld im Jahr 2025 wichtige finanzielle Entlastungen. Die Wahl der passenden Unterstützung hängt von der individuellen Erwerbsfähigkeit und den persönlichen Lebensumständen ab. Es ist ratsam, sich frühzeitig über mögliche Ansprüche zu informieren und entsprechende Anträge zu stellen, um die vorhandenen Unterstützungsangebote optimal zu nutzen.

👩 BEISPIEL: FRAU MÜLLER STELLT EINEN WOHNGELDANTRAG

Frau Müller, eine alleinstehende Rentnerin mit einer monatlichen Rente von 950 Euro, lebt in einer Mietwohnung in einer Stadt mit hoher Mietenstufe. Ihre monatliche Miete beträgt 600 Euro. Aufgrund ihres geringen Einkommens und der hohen Mietkosten stellt sie einen Wohngeldantrag. Nach Prüfung erhält sie einen monatlichen Wohngeldzuschuss von 150 Euro, der ihr hilft, die Mietkosten zu tragen und ihre finanzielle Situation zu stabilisieren.

☑ 1.7. Checkliste: Wo kann ich staatliche Hilfe beantragen?

Leistung	Zuständige Stelle	Anmerkung / Tipp
Eingliederungs-hilfe	Sozialamt / Behindertenhilfe	Frühzeitig mit ärztlichem Attest beantragen
Krankengeld	Gesetzliche Krankenkasse	Max. 78 Wochen je Erkrankung
Teilhabe am Arbeitsleben	Rentenversicherung / Agentur für Arbeit	Antrag vor Jobverlust stellen
Blinden-/Sehbehindertengeld	Landesamt für Soziales / Landschaftsverband	Höhe je nach Bundesland; z. B. in NRW beim LVR zuständig
Schwerbehindertenausweis	Versorgungsamt / Integrationsamt	Gleichstellung auch ab GdB 30 möglich
Wohngeld	Wohngeldstelle Ihrer Stadt / Gemeinde	Auch für Rentner mit niedriger Rente möglich
Sozialhilfe / Hilfe zur Pflege	Sozialamt / überörtlicher Träger (z. B. LVR)	Pflegegrad-Nachweis erleichtert Antrag; die Zuständigkeit kann je nach Bundesland variieren
Pflegeleistungen (SGB XI)	Pflegekasse der Krankenkasse	Antrag auf Pflegegrad erforderlich; kombinierbar mit Hilfe zur Pflege

Leistung	Zuständige Stelle	Anmerkung / Tipp
Blindenhilfe (SGB XII)	Sozialamt / überörtlicher Träger	Einkommens- und vermögensabhängig; ergänzend zum Blindengeld
Hilfen zur Gesundheit	Sozialamt	Für nicht krankenversicherte Personen oder bei besonderen Bedarfslagen
Hilfe in besonderen Lebenslagen	Sozialamt / spezialisierte Fachstellen	Z. B. für Obdachlose, Menschen in besonderen sozialen Schwierigkeiten
Gleichstellung bei GdB 30–40	Agentur für Arbeit	Ermöglicht besonderen Kündigungsschutz und weitere Nachteilsausgleiche

🎗 FÖRDERPROGRAMME & STIFTUNGEN

🤝 1.8. WER HILFT ZUSÄTZLICH?

Zahlreiche Stiftungen in Deutschland haben es sich zur Aufgabe gemacht, Menschen mit chronischen Erkrankungen finanziell zu unterstützen, insbesondere wenn sie unverschuldet in Not geraten sind.

🔎 Stiftungen mit individueller Unterstützung:

Deutsche Stiftung für chronisch Kranke: Diese Stiftung unterstützt in Einzelfällen Betroffene bei der Finanzierung von Therapien, Hilfsmitteln oder der Teilnahme an speziellen Gesundheitsprogrammen, wenn gesetzliche Krankenkassen die Kosten nicht übernehmen.

- *https://dsck.de/*

Deutsche Krebshilfe: Über ihren Härtefonds bietet sie finanzielle Unterstützung für Krebspatienten, die unverschuldet in eine wirtschaftliche Notlage geraten sind.

- *http://www.foerdermittel-wissenswert.de*

Hans-Rosenthal-Stiftung – schnelle Hilfe in akuter Not e. V.: Diese Stiftung hilft unbürokratisch Menschen in akuten Notlagen, wenn staatliche Hilfen nicht greifen.

- *https://hans-rosenthal-stiftung.de*

Franz Beckenbauer Stiftung: Sie unterstützt Bedürftige finanziell und beratend, beispielsweise beim Kauf von behindertengerechten Fahrzeugen, medizinischen Hilfsmitteln oder bei behindertengerechten Wohnungsumbauten.

- *https://franz-beckenbauer-stiftung.de*

Stefan Morsch Stiftung: Diese Stiftung bietet finanzielle Hilfen, um ungedeckte Kosten der Patienten, die durch eine Leukämie-Erkrankung entstanden sind, zu begleichen.

- *https://stefan-morsch-stiftung.com*

Aktion Mensch: Sie bietet verschiedene Förderprogramme zur Unterstützung von Menschen mit Behinderungen und chronischen Erkrankungen.

- *https://www.aktion-mensch.de*

Inklusionsscheck NRW: Förderung von Projekten zur Stärkung der Teilhabe von Menschen mit Behinderungen in Nordrhein-Westfalen. Das beliebte Programm „Inklusionsscheck NRW" wird auch 2025 fortgeführt: Das Land unterstützt mit 500.000 Euro Maßnahmen zur Stärkung der Teilhabe von Menschen mit Behinderungen in NRW.

- *https://www.engagiert-in-nrw.de/inklusionsscheck*

Stiftung Leben pur: Sie setzt sich für die Förderung von Selbstbestimmung und den Schutz von Menschen mit komplexer Behinderung ein.

- *https://www.stiftung-leben-pur.de*

Stiftung MyHandicap: Die Stiftung MyHandicap ist eine gemeinnützige Organisation, die Menschen mit Behinderungen und chronischen Krankheiten ein Leben nach eigenen Vorstellungen und Fähigkeiten ermöglichen will. Die Stiftung MyHandicap führt das Portal EnableMe.

- *https://www.enableMe.de*

Gold-Kraemer-Stiftung: Sie fördert Projekte zur Unterstützung von Menschen mit geistiger und körperlicher Behinderung sowie von armen, alten und kranken Menschen.

- *https://www.gold-kraemer-stiftung.de*

aktion luftsprung – Stiftung für chronisch schwerstkranke Kinder und Jugendliche: Die Stiftung vergibt jährlich bis zu fünf Stipendien an junge Menschen mit chronischen Erkrankungen, um ihnen bei der Ausbildung oder während des Studiums finanzielle Unterstützung zu bieten.

- *https://aktion-luftsprung.de*

Alle diese Stiftungen bieten individuelle Unterstützung und können in besonderen Fällen helfen, finanzielle Engpässe zu überbrücken. Es gibt noch viele weitere Stiftungen.

🏛 **Dachverbände und Patientenorganisationen:**

Bundesarbeitsgemeinschaft Selbsthilfe (BAG SELBSTHILFE): Dachverband von über 120 Bundesverbänden sowie Landes- und Fachverbänden der Selbsthilfeorganisationen behinderter und chronisch kranker Menschen und ihrer Angehörigen

- *www.bag-selbsthilfe.de*

Deutsche Arbeitsgemeinschaft Selbsthilfegruppen e. V. (DAG SHG): Fachverband zur Förderung von Selbsthilfegruppen und Kontaktstellen in Deutschland

- *www.dag-shg.de*

Bundesarbeitsgemeinschaft der PatientInnenstellen (BAGP): Zusammenschluss unabhängiger Patientenberatungsstellen, die Information, Beratung und Unterstützung bieten

- *www.bagp.de*

Verbraucherzentrale Bundesverband e. V. (vzbv): Vertritt die Interessen der Verbraucher, einschließlich Patientenrechte im Gesundheitswesen

- *www.vzbv.de*

Deutscher Behindertenrat (DBR): Bündnis von über 40 Behindertenverbänden, welches die Rechte von Menschen mit Behinderungen und chronischen Erkrankungen vertritt.

- *www.deutscher-behindertenrat.de*

🩺 **Organisationen zu spezifischen Krankheitsbildern:**

Deutsche Rheuma-Liga Bundesverband e. V.: Größte deutsche Selbsthilfeorganisation im Bereich Rheuma mit umfassenden Informations- und Unterstützungsangeboten

- *www.rheuma-liga.de*

Deutsche Multiple Sklerose Gesellschaft (DMSG): Bundesweit tätige Organisation zur Unterstützung von MS-Betroffenen und ihren Angehörigen

- *www.dmsg.de*

Deutsche Morbus Crohn/Colitis Ulcerosa Vereinigung (DCCV) e. V.: Selbsthilfeverband für Menschen mit chronisch-entzündlichen Darmerkrankungen

- *www.dccv.de*

Deutsche ILCO e. V.: Selbsthilfeorganisation für Stomaträger und Menschen mit Darmkrebs

- *www.ilco.de*

Deutsche Schmerzliga e. V.: Organisation für Menschen mit chronischen Schmerzen, bietet Beratung und Selbsthilfegruppen

- *www.schmerzliga.de*

Lymphselbsthilfe e. V.: Diese Patientenorganisation bietet in besonderen Fällen Unterstützung für Betroffene an, beispielsweise bei der Finanzierung einer dringend benötigten stationären Rehabilitation, die nicht von der gesetzlichen Krankenkasse übernommen wird.

- *https://www.lymphselbsthilfe.de*

🧬 Organisationen für seltene Erkrankungen:

ACHSE e. V. (Allianz Chronischer Seltener Erkrankungen): Dachverband von Patientenorganisationen für Menschen mit seltenen Erkrankungen

- *www.achse-online.de*

dsai e. V. (Patientenorganisation für angeborene Immundefekte): Setzt sich für Menschen mit angeborenen Immundefekten ein

- *www.dsai.de*

🧠 Organisationen im Bereich psychischer Gesundheit:

Bundesverband der Angehörigen psychisch erkrankter Menschen e. V. (BApK): Unterstützt Angehörige von Menschen mit psychischen Erkrankungen

- *www.bapk.de*

Deutsche DepressionsLiga e. V.: Selbsthilfeorganisation von und für Menschen mit Depressionen

- *www.depressionsliga.de*

🤓 Organisationen für ältere Menschen und Pflegebedürftige:

Sozialverband VdK Deutschland e. V.: Setzt sich für soziale Gerechtigkeit und die Interessen von Rentnern, Menschen mit Behinderungen und chronisch Kranken ein

- *www.vdk.de*

Sozialverband Deutschland (SoVD): Berät und unterstützt in sozialrechtlichen Fragen, insbesondere für ältere Menschen und Menschen mit Behinderungen

- *www.sovd.de*

🌐 **Weitere Ressourcen:**

NAKOS – Nationale Kontakt- und Informationsstelle zur Anregung und Unterstützung von Selbsthilfegruppen: Bietet eine umfangreiche Datenbank zu Selbsthilfegruppen und -organisationen in Deutschland

- *www.nakos.de*

☑ 1.9. Antragstellung mit Erfolg

Um Unterstützung von Stiftungen oder Förderprogrammen zu erhalten, sollten Sie folgende Schritte beachten:

- **1. Recherche:** Informieren Sie sich über passende Stiftungen und Förderprogramme, die Ihre spezifischen Bedürfnisse abdecken.
- **2. Kontaktaufnahme:** Nehmen Sie direkt Kontakt mit der jeweiligen Organisation auf, um Informationen über Antragsvoraussetzungen und benötigte Unterlagen zu erhalten.
- **3. Antragstellung:** Reichen Sie einen formlosen Antrag ein, der Ihre Situation beschreibt und die benötigte Unterstützung erläutert. Fügen Sie relevante medizinische Unterlagen, Kostenvoranschläge und Einkommensnachweise bei.
- **4. Fristen beachten:** Viele Stiftungen haben feste Antragsfristen. Achten Sie darauf, Ihren Antrag rechtzeitig einzureichen.

💡 **Weitere Tipps für eine erfolgreiche Antragstellung:**

- **Vollständige Unterlagen:** Stellen Sie sicher, dass alle geforderten Dokumente vollständig und aktuell sind. Dazu gehören:
    - Ärztliche Atteste oder Diagnosen
    - Kostenvoranschläge oder Rechnungen
    - Einkommensnachweise
    - Nachweise über bereits gestellte Anträge bei anderen Stellen
- **Persönliches Anschreiben:** Ein individuell verfasstes Anschreiben, das Ihre persönliche Situation und den Bedarf an Unterstützung schildert, kann die Erfolgschancen erhöhen.
- **Nachfragen:** Scheuen Sie sich nicht, bei Unklarheiten direkt bei der Stiftung oder dem Förderprogramm nachzufragen. Dies zeigt Ihr Interesse und Engagement.
- **Dokumentation:** Bewahren Sie Kopien aller eingereichten Unterlagen und den Schriftverkehr auf. Dies ist hilfreich für eventuelle Rückfragen oder zukünftige Anträge.
- **Geduld und Nachverfolgung:** Die Bearbeitung von Anträgen kann Zeit in Anspruch nehmen. Falls Sie nach einer angemessenen Frist keine Rückmeldung erhalten haben, ist eine höfliche Nachfrage angebracht.

🎓 BEISPIEL: ERFOLGREICHE ANTRAGSTELLUNG BEI DER STIFTUNG „AKTION LUFTSPRUNG"

Hintergrund:
Lisa M., 21 Jahre alt, leidet seit ihrer Kindheit an Mukoviszidose. Trotz regelmäßiger Krankenhausaufenthalte und intensiver Therapien hat sie ihr Abitur mit guten Noten abgeschlossen und ein Studium der Sozialen Arbeit begonnen.

Herausforderung:
Während des Studiums entstehen zusätzliche Kosten für spezielle Medikamente, regelmäßige Physiotherapie und eine angepasste Ernährung. Da ihre Eltern finanziell nicht in der Lage sind, sie ausreichend zu unterstützen, und das BAföG die Mehrkosten nicht abdeckt, sucht Lisa nach weiteren Finanzierungsmöglichkeiten.

Lösung:
Lisa erfährt von der Stiftung „aktion luftsprung", die jährlich bis zu fünf Stipendien an junge Menschen mit chronischen Erkrankungen vergibt. Sie entscheidet sich, einen Antrag zu stellen.

📝 **Antragstellung:**
Lisa bereitet folgende Unterlagen vor:

- **Lebenslauf**
- **Zeugnisse**
- **Ärztliche Bescheinigung** über ihre Erkrankung mit Empfehlungsschreiben ihres behandelnden Arztes
- **Nachweis der finanziellen Situation**

- **Motivationsschreiben**, in dem sie ihren familiären Hintergrund, den Umgang mit ihrer Erkrankung, ihre Lebenssituation, Talente, Leidenschaften und ihr gesellschaftliches Engagement schildert
- **Informationen über andere Unterstützungsleistungen** wie BAföG

Sie reicht die Bewerbung fristgerecht bis zum 31. März ein.

☞ **Ergebnis:**
Im Juni erhält Lisa die Zusage für das Stipendium. Ab Oktober erhält sie monatlich bis zu 500 Euro für ein Jahr, mit der Möglichkeit einer Wiederbewerbung. Zusätzlich wird sie von einem Mentoren-Team unterstützt, das sie bei ihrer beruflichen Orientierung begleitet.

Fazit:
Dank der finanziellen Unterstützung und der begleitenden Mentorenhilfe kann Lisa ihr Studium fortsetzen, ohne sich über die zusätzlichen Kosten sorgen zu müssen. Das Stipendium ermöglicht ihr, sich auf ihre Ausbildung zu konzentrieren und ihre Zukunft aktiv zu gestalten. Dieses Beispiel zeigt, wie wichtig es ist, sich über spezielle Förderprogramme zu informieren und die Initiative zu ergreifen. Individuell zugeschnittene Stipendien können eine wertvolle Unterstützung für chronisch erkrankte Studierende sein.

Kapitel 2

Krankenkasse & Versicherung – So holen Sie das Beste für sich heraus

Ein funktionierendes Gesundheitssystem ist für chronisch Kranke unerlässlich. Das deutsche Krankenversicherungssystem basiert auf dem Solidaritätsprinzip. Das bedeutet, dass alle Versicherten gemeinsam die Kosten für medizinische Leistungen tragen.

Wie das deutsche Versicherungssystem funktioniert

In Deutschland existieren zwei Hauptsysteme der Krankenversicherung: die gesetzliche Krankenversicherung (GKV) und die private Krankenversicherung (PKV). Beide Systeme bieten medizinische Versorgung, unterscheiden sich jedoch in Beitragsberechnung, Leistungsumfang und Zugangsvoraussetzungen. Die Wahl zwischen GKV und PKV hängt von individuellen Faktoren wie Einkommen, Gesundheitszustand und persönlichen Präferenzen ab.

- **Gesetzliche Krankenversicherung (GKV):** Pflichtversicherung für Arbeitnehmer und manche Selbstständige bis zu einer gewissen Einkommensgrenze
- **Private Krankenversicherung (PKV):** Option für Arbeitnehmer, Selbstständige, Beamte, ggf. mit einem Einkommen über der Versicherungspflichtgrenze

⚖ 2.1. GKV & PKV im Überblick

🏛 Gesetzliche Krankenversicherung (GKV):

- **Beitragssatz:** 14,6 % des Bruttoeinkommens, paritätisch von Arbeitgeber und Arbeitnehmer getragen
- **Zusatzbeitrag:** Durchschnittlich 2,5 % im Jahr 2025. Der Beitrag variiert je nach Krankenkasse zwischen 1,84 % und 4,4 %.
- **Beitragsbemessungsgrenze:** 5.512,50 € monatlich (66.150 € jährlich). Das Einkommen darüber hinaus bleibt beitragsfrei.
- **Versicherungspflichtgrenze (Jahresarbeitsentgeltgrenze):** 73.800 € jährlich (6.150 € monatlich). Ab diesem Einkommen können Arbeitnehmer und GKV-versicherte Selbstständige in die PKV wechseln.
- **Höchstbeitrag:** Für Versicherte ohne Kinder beträgt der maximale monatliche GKV-Beitrag (inklusive Pflegeversicherung) 1.174,16 €; für Versicherte mit Kindern 1.141,09 €.
- **Leistungen:** Die GKV deckt ein gesetzlich festgelegtes Leistungsspektrum ab, das für alle Versicherten gleich ist. Dazu gehören unter anderem Arztbesuche, Krankenhausaufenthalte, Medikamente und Rehabilitationsmaßnahmen.
- **Familienversicherung:** Ehepartner und Kinder ohne eigenes Einkommen können beitragsfrei mitversichert werden.

🏥 **Private Krankenversicherung (PKV):**

- **Beitragshöhe:** Der Beitrag ist abhängig vom individuellen Risiko, also Alter, Gesundheitszustand und gewähltem Leistungsumfang. 2025 liegt der durchschnittliche Monatsbeitrag bei etwa 623 €.
- **Beitragsentwicklung:** Die Beiträge können im Alter steigen. Im Jahr 2025 beträgt die durchschnittliche Erhöhung 18 %.
- **Basistarif:** Der Höchstbeitrag im Basistarif ist auf den maximalen GKV-Beitrag begrenzt. Im Jahr 2025 beträgt dieser 942,64 € monatlich.
- **Arbeitgeberzuschuss:** Maximal 471,32 € monatlich zur Krankenversicherung und 99,23 € monatlich zur Pflegeversicherung im Jahr 2025
- **Zugang:** Möglich für Arbeitnehmer und GKV-versicherte Selbstständige mit einem Bruttojahreseinkommen über 73.800 € sowie weitere Selbstständige und Beamte
- **Leistungen:** Individuell je nach gewähltem Tarif vereinbarte Leistungen, oft über den GKV-Standard hinausgehend, wie z. B. Chefarztbehandlung, Einzelzimmer im Krankenhaus und kürzere Wartezeiten auf Facharzttermine
- **Familienversicherung:** Keine kostenlose Mitversicherung; jedes Familienmitglied benötigt einen eigenen Vertrag.

Was bedeutet das für mich konkret?

Für Menschen mit chronischen Erkrankungen ist die Wahl der richtigen Krankenversicherung entscheidend.

- **GKV:** Sie bietet eine solide Grundversorgung mit kalkulierbaren Kosten und ist besonders vorteilhaft für Familien durch die kostenlose Mitversicherung.
- **PKV:** Sie ermöglicht individuell zugeschnittene Leistungen, kann jedoch im Alter teurer werden. Wichtig sind eine sorgfältige Tarifwahl und eine langfristige Finanzplanung.

Fazit:
Unabhängig von der Wahl sollten Sie regelmäßig Ihre Versicherungsbedingungen überprüfen und bei Bedarf anpassen, um optimal versorgt zu sein. Berücksichtigen Sie dabei Ihre individuellen Gesundheitsbedürfnisse, finanziellen Möglichkeiten und langfristigen Perspektiven.

Diese Leistungen stehen Ihnen u. a. zu:

2.2. Apparative intermittierende Kompressionstherapie (AIK)

Die apparative intermittierende Kompressionstherapie (AIK) ist eine spezielle Therapieform, die zur Behandlung von Lymphödemen und Lipödemen eingesetzt wird. Es handelt sich um ein pneumatisches Kompressionssystem, das durch wiederholtes Aufblasen und Entleeren von Luftkammern in einer Manschette eine Druckwelle erzeugt, die den Lymphfluss anregt und Schwellungen reduziert. Diese Behandlung ist besonders hilfreich für Menschen, die aufgrund ihres Lymphödems unter chronischen Schwellungen leiden und bei denen die manuelle Lymphdrainage allein nicht ausreicht.

Was ist AIK?

- AIK-Geräte bestehen aus aufblasbaren Manschetten, die um den betroffenen Bereich gelegt werden. Das Gerät pumpt dann Luft in die Manschetten, wodurch ein Druck erzeugt wird, der das Lymphgefäßsystem stimuliert.
- Der Druck wird in Intervallen angewendet und dann wieder abgebaut, was den Lymphfluss anregt und die Schwellungen reduziert.

Wie funktioniert die Therapie?

- Die AIK wird in der Regel mehrmals pro Woche durchgeführt und kann entweder in einer medizinischen Einrichtung oder zu Hause angewendet werden.
- Die Dauer der Behandlung variiert, beträgt aber in der Regel zwischen 30 und 60 Minuten pro Sitzung.

Wie kommt man an ein AIK-Gerät?

- **Ärztliche Verordnung:** Der erste Schritt besteht darin, dass ein Arzt die Notwendigkeit der AIK-Therapie feststellt und eine entsprechende Verordnung ausstellt.
- **Genehmigung durch die Krankenkasse:** Die Verordnung wird bei der Krankenkasse eingereicht. Es

ist wichtig, die medizinische Notwendigkeit klar darzustellen, um die Genehmigung zu erleichtern.

- **Kostenübernahme:** Bei Genehmigung übernimmt die Krankenkasse die Kosten für das Gerät, da es als Hilfsmittel zur Therapie eines Lymphödems anerkannt ist.
- **Leihgeräte oder Kauf:** Einige Krankenkassen bieten die Möglichkeit, AIK-Geräte zu leihen, während andere die Kosten für den Kauf eines eigenen Geräts übernehmen.

Kostenerstattung 2025:

- Übernahme **nur bei medizinischer Begründung**
- Voraussetzungen: **regelmäßige manuelle Therapie, Ödem-Stadium II oder III, Mobilitätseinschränkung**
- Antrag mit Facharztbericht erforderlich

🔎 **Hinweis:** Das Gerät bleibt oft **dauerhaft leihweise** beim Patienten, Wartung inklusive.

◈ 2.3. Chirurgische Eingriffe – Liposuktion beim Lipödem

Die **Liposuktion** (Fettabsaugung), also die operative Entfernung von krankhaft vermehrtem Fettgewebe, stellt eine wichtige Behandlungsoption für Patientinnen und Patienten mit einem Lipödem dar, insbesondere wenn konservative Therapien nicht den gewünschten Erfolg bringen.

Aktuelle Regelungen zur Kostenübernahme (2025):
Seit dem 1. Januar 2020 übernehmen die gesetzlichen Krankenkassen (GKV) unter bestimmten Voraussetzungen die Kosten für eine Liposuktion bei Lipödemen im Stadium III. Diese Regelung wurde bis zum 31. Dezember 2025 verlängert.

Voraussetzungen für die Kostenübernahme:

- **Diagnose:** Gesichertes Lipödem im Stadium III
- **Konservative Therapie:** Mindestens sechs Monate erfolglose konservative Behandlung (z. B. Kompressionstherapie, manuelle Lymphdrainage, Bewegungstherapie)
- **Body-Mass-Index (BMI):** Der BMI muss unter 35 kg/m² liegen. Bei einem BMI zwischen 35 und 40 ist eine vorherige Adipositasbehandlung erforderlich. Ab einem BMI von 40 wird die Liposuktion in der Regel nicht durchgeführt.
- **Durchführung:** Die Operation muss in einer zugelassenen Einrichtung erfolgen, die bestimmte Qualitätsanforderungen erfüllt.

Ablauf der Liposuktion bei Lipödemen:
Die Liposuktion zur Behandlung von Lipödemen erfolgt in mehreren Schritten:

- **1. Vorbereitung:**
    - **Markierung:** Vor dem Eingriff werden die betroffenen Areale im Stehen markiert, um die zu behandelnden Bereiche genau zu definieren.

- **Anästhesie:** Je nach Umfang der Operation erfolgt die Betäubung lokal (Tumeszenz-Lokalanästhesie) oder in Kombination mit einem Dämmerschlaf.

- **2. Infiltration der Tumeszenz-Lösung:**
  - Eine spezielle Flüssigkeit, bestehend aus Kochsalzlösung, Lokalanästhetikum und gefäßverengenden Mitteln, wird in das Fettgewebe injiziert.
  - Diese Lösung betäubt das Gewebe, lockert die Fettzellen und reduziert Blutungen während der Absaugung.
- **3. Fettabsaugung:**
  - Nach einer Einwirkzeit von etwa 30–60 Minuten wird das gelöste Fettgewebe mittels feiner, stumpfer Kanülen abgesaugt.
  - Die Einstichstellen sind minimal und werden meist nicht vernäht, sondern mit Pflastern versorgt.
- **4. Nachsorge:**
  - **Kompressionskleidung:** Unmittelbar nach dem Eingriff wird ein spezielles Kompressionsmieder angelegt, das für 4–6 Wochen getragen werden sollte, um Schwellungen zu minimieren und die Hautstraffung zu unterstützen.
  - **Mobilisation:** Frühzeitige, leichte Bewegung fördert den Lymphabfluss und beschleunigt die Heilung.

- **Lymphdrainage:** Regelmäßige manuelle Lymphdrainagen können den Heilungsprozess positiv beeinflussen.
- **Hygiene:** Die kleinen Einstichstellen sollten sauber gehalten und gemäß den Anweisungen des behandelnden Arztes gepflegt werden.

In der Regel sind mehrere Eingriffe notwendig, um das gewünschte Ergebnis zu erzielen, da pro Sitzung nur eine begrenzte Menge an Fettgewebe entfernt werden kann. Die genaue Anzahl der erforderlichen Operationen hängt vom individuellen Befund und dem Stadium des Lipödems ab.

Kosten und Finanzierung:

Die Kosten für eine Liposuktion variieren je nach Umfang und Anzahl der Eingriffe. Bei einer Kostenübernahme durch die GKV werden die notwendigen medizinischen Leistungen abgedeckt. Für Patientinnen und Patienten, die die Voraussetzungen nicht erfüllen, bieten einige Kliniken individuelle Finanzierungsmöglichkeiten an.

Genehmigungstipps:

- **Ärztliche Bescheinigung:** Lassen Sie sich die medizinische Notwendigkeit der Liposuktion von Ihrem Arzt bescheinigen.
- **Antragstellung:** Reichen Sie die ärztliche Bescheinigung zusammen mit einem Kostenvoranschlag bei Ihrer Krankenkasse ein.

- **Widerspruch:** Bei Ablehnung können Sie Widerspruch einlegen und sich von Patientenorganisationen oder Sozialverbänden unterstützen lassen.

Bitte beachten Sie, dass die Entscheidung über die Kostenübernahme individuell getroffen wird und von verschiedenen Faktoren abhängt. Es ist ratsam, sich frühzeitig mit Ihrer Krankenkasse in Verbindung zu setzen und alle erforderlichen Unterlagen sorgfältig vorzubereiten.

‼ **Wichtig:** Die PKV entscheidet nach Vertrag, viele Tarife decken eine Liposuktion nicht automatisch ab.

◈ 2.4. FAHRKOSTEN – SO SICHERN SIE SICH IHRE MOBILITÄT

Für Menschen mit chronischen Erkrankungen wie Lymph- oder Lipödemen können regelmäßige Arztbesuche, Therapien und Rehabilitationsmaßnahmen eine finanzielle Belastung darstellen, insbesondere wenn auch noch Fahrkosten anfallen. Unter bestimmten Voraussetzungen übernimmt die gesetzliche Krankenversicherung (GKV) die Kosten für medizinisch notwendige Fahrten. In diesem Kapitel erfahren Sie, wann und wie Sie Fahrkosten erstattet bekommen können und was bei der Antragstellung zu beachten ist.

🚕 Wann übernimmt die Krankenkasse Fahrkosten?
Die GKV übernimmt Fahrkosten, wenn sie im Zusammenhang mit einer Leistung der Krankenkasse aus zwingenden medizinischen Gründen notwendig sind. Die Regelungen unterscheiden zwischen stationären und ambulanten Behandlungen:

🔎 **1. Stationäre Behandlungen:**

Fahrten zu stationären Krankenhausaufenthalten werden in der Regel übernommen. Dazu zählen:

- Aufnahmen und Entlassungen bei vollstationären Behandlungen
- Vor- und nachstationäre Behandlungen, wenn sie der Vorbereitung oder Nachsorge dienen
- Rettungsfahrten zum Krankenhaus, auch wenn keine stationäre Aufnahme erfolgt

🔎 **2. Ambulante Behandlungen:**

Bei ambulanten Behandlungen werden Fahrkosten nur in Ausnahmefällen übernommen. Dazu gehören:

- Fahrten zur Dialyse, onkologischen Strahlen- oder Chemotherapie
- Fahrten zu ambulanten Operationen, wenn dadurch eine stationäre Behandlung vermieden wird
- Fahrten von Patienten mit:
    - Pflegegrad 4 oder 5
    - Pflegegrad 3 und dauerhafter Mobilitätsbeeinträchtigung
    - Schwerbehindertenausweis mit Merkzeichen „aG" (außergewöhnliche Gehbehinderung), „Bl" (Blindheit) oder „H" (Hilflosigkeit)

In diesen Fällen ist keine vorherige Genehmigung der Krankenkasse erforderlich. Für alle anderen ambulanten Fahrten muss vorab eine Genehmigung eingeholt werden.

Antragstellung: So gehen Sie vor:

- **1. Ärztliche Verordnung einholen:** Lassen Sie sich von Ihrem Arzt das Formular „Verordnung einer Krankenbeförderung" (Muster 4) ausstellen
- **2. Genehmigung einholen:** Reichen Sie die Verordnung bei Ihrer Krankenkasse ein und warten Sie die Genehmigung ab (sofern erforderlich).
- **3. Fahrt durchführen:** Nach Genehmigung können Sie die Fahrt antreten. Bewahren Sie alle Belege und Quittungen auf.
- **4. Kostenerstattung beantragen:** Reichen Sie die Originalbelege zusammen mit dem Genehmigungsbescheid bei Ihrer Krankenkasse ein.

Zuzahlungen und Befreiungen:

Für jede Fahrt ist eine gesetzliche Zuzahlung von 10 % des Fahrpreises zu leisten, mindestens jedoch 5 € und höchstens 10 € pro Fahrt. Diese Regelung gilt auch für Kinder und Jugendliche. Wenn Sie die jährliche Belastungsgrenze erreicht haben (2 % des Bruttoeinkommens, 1 % bei chronisch Kranken), können Sie sich von weiteren Zuzahlungen befreien lassen.

Welche Transportmittel werden erstattet?

Die Auswahl des Transportmittels richtet sich nach der medizinischen Notwendigkeit:

- **Öffentliche Verkehrsmittel oder eigener Pkw:** Wenn zumutbar, werden die Kosten erstattet.

- **Taxi oder Mietwagen:** Bei Mobilitätseinschränkungen oder wenn öffentliche Verkehrsmittel nicht genutzt werden können
- **Krankentransportwagen (KTW):** Wenn während der Fahrt eine medizinisch-fachliche Betreuung oder spezielle Einrichtungen notwendig sind
- **Rettungswagen:** In Notfällen, bei akuten Gesundheitszuständen

Die Notwendigkeit muss vom Arzt bescheinigt und ggf. von der Krankenkasse genehmigt werden.

▯ **Wichtige Hinweise:**

- **Fahrten zur ambulanten Reha oder Vorsorgekuren:** Diese werden nicht auf dem Formular Muster 4 verordnet. Wenden Sie sich direkt an Ihre Krankenkasse.
- **Nachträgliche Verordnungen:** Diese sind nur in Ausnahmefällen möglich, z. B. bei Notfällen.
- **Direktabrechnung:** In einigen Fällen rechnet das Transportunternehmen direkt mit der Krankenkasse ab. Informieren Sie sich vorab.

🧭 **Fazit:**
Die Übernahme von Fahrkosten durch die Krankenkasse ist an bestimmte Voraussetzungen gebunden. Informieren Sie sich frühzeitig und holen Sie notwendige Genehmigungen ein, um finanzielle Belastungen zu vermeiden. Bei Unsicherheiten wenden Sie sich an Ihre Krankenkasse oder eine Patientenberatungsstelle.

2.5. Kompressionsversorgung (inkl. Genehmigungstipps)

Die Kompressionstherapie ist ein zentraler Bestandteil der Behandlung von Lymph- und Lipödemen. Sie umfasst medizinische Kompressionsstrümpfe oder -hosen, die den Lymphfluss unterstützen und Schwellungen reduzieren.

Anzahl der erstattungsfähigen Versorgungen:
Die gesetzliche Krankenversicherung (GKV) erkennt die medizinische Notwendigkeit der Kompressionstherapie bei Lymph- und Lipödemen an und übernimmt die Kosten für entsprechende Hilfsmittel. Allerdings ist die Anzahl der erstattungsfähigen Kompressionsversorgungen pro Jahr begrenzt, was für viele Betroffene eine Herausforderung darstellt.

In der Regel genehmigt die GKV zwei Versorgungen mit medizinischen Kompressionsstrümpfen pro Jahr. Dies bedeutet, dass Patientinnen und Patienten alle sechs Monate ein neues Paar Kompressionsstrümpfe auf Rezept erhalten können. Diese sogenannte „Wiederversorgung" ist darauf ausgelegt, den durch tägliches Tragen und Waschen nachlassenden Kompressionsdruck auszugleichen. Bei Beginn der Kompressionstherapie kann zusätzlich ein zweites Paar aus hygienischen Gründen verordnet werden, bekannt als „Wechselversorgung".

Für viele Betroffene, insbesondere bei fortgeschrittenen Lymph- oder Lipödemen, ist diese Anzahl jedoch nicht ausreichend. Der tägliche Bedarf an Kompressionskleidung kann höher sein, insbesondere wenn verschiedene Kleidungsstücke für unterschiedliche Aktivitäten oder Tageszeiten benötigt werden.

Festbeträge und Zuzahlungen:

Die GKV hat für verschiedene Arten von Kompressionshilfsmitteln Festbeträge definiert. Diese variieren je nach Art und Kompressionsklasse des Hilfsmittels, aber auch danach, ob flachgestrickte oder rundgestrickte Kompressionen benötigt werden.

Versicherte leisten eine gesetzlich festgelegte Zuzahlung von zehn Prozent des Abgabepreises, mindestens jedoch 5 € und höchstens 10 € pro Hilfsmittel. Diese Zuzahlung ist unabhängig von den tatsächlichen Kosten des Hilfsmittels.

Individuelle Anpassung und zusätzliche Versorgung:

In Fällen, in denen der medizinische Bedarf über die standardmäßige Versorgung hinausgeht, können Ärzte und Ärztinnen eine zusätzliche Verordnung ausstellen. Dies erfordert jedoch eine ausführliche medizinische Begründung und muss von der Krankenkasse genehmigt werden. Die Genehmigung zusätzlicher Versorgungen ist nicht garantiert und kann von Kasse zu Kasse variieren.

Betroffene sollten sich daher frühzeitig mit ihrer Krankenkasse in Verbindung setzen, um den individuellen Bedarf zu klären und gegebenenfalls zusätzliche Versorgungen zu beantragen. Ein offenes Gespräch mit dem behandelnden Arzt oder der Ärztin kann ebenfalls dazu beitragen, den tatsächlichen Bedarf zu dokumentieren und die Chancen auf eine Genehmigung zu erhöhen.

Fazit:
Während die GKV die grundlegende Versorgung mit Kompressionshilfsmitteln sicherstellt, besteht bei vielen Betroffenen ein höherer Bedarf, der über die standardmäßige Versorgung hinausgeht. Eine enge Zusammenarbeit zwischen Patienten, Ärzten und Krankenkassen ist entscheidend, um eine bedarfsgerechte Versorgung zu gewährleisten und die Lebensqualität der Betroffenen zu verbessern.

Genehmigungstipps:

- Lassen Sie sich die Notwendigkeit der Kompressionsversorgung von Ihrem Arzt oder Ihrer Ärztin bescheinigen.
- Reichen Sie die ärztliche Verordnung zusammen mit einem Kostenvoranschlag bei Ihrer Krankenkasse ein.
- Bei Ablehnung können Sie Widerspruch einlegen und sich von Patientenorganisationen oder Sozialverbänden unterstützen lassen.

Kompressionsstrümpfe, Strumpfhosen, Arm- und Beinversorgungen sind die Basistherapie bei Lymph- und Lipödemen. Sie fördern den Lymphfluss, reduzieren Schmerzen und verhindern ein Fortschreiten der Erkrankung.

Aktuell 2025:

- Die gesetzliche Krankenkasse übernimmt **zwei Versorgungen pro Jahr** (eine Erst- und eine Wechselversorgung).

- Flachgestrickte Kompressionsware wird vollständig übernommen – **bis auf den Eigenanteil (Zuzahlung max. 10 €)**.

💡 **Tipp:** Zusätzliche Versorgungen (z. B. bei Verschleiß oder stärkerem Ödem) können **aus medizinischen Gründen nachverordnet werden** – mit Begründung durch den Arzt und anschließender Genehmigung der Krankenkasse.

❗ **Wichtig:** Achten Sie auf eine Versorgung durch ein **qualifiziertes Sanitätshaus mit Lymph-Kompetenz**. Die Anpassung entscheidet über den Therapieerfolg. Auch arbeitet nicht jedes Sanitätshaus mit jedem Kompressionshersteller zusammen.

👩 BEISPIEL: FRAU K., 42 JAHRE, PRIMÄRES LYMPHÖDEM STADIUM II

Frau K. lebt mit einem diagnostizierten primären Lymphödem im Stadium II. Sie arbeitet in Teilzeit und ist dauerhaft auf flachgestrickte Kompressionsstrümpfe sowie regelmäßige manuelle Lymphdrainagen angewiesen.

Trotz dieser chronischen Erkrankung wurde ihr Anfang 2025 auf ein dringend benötigtes **zweites Paar Kompressionsstrümpfe** nicht genehmigt – mit der Begründung, „ein Wechselpaar pro Halbjahr reiche aus".

Doch für den Alltag ist ein zweites Paar unverzichtbar – etwa bei Verschmutzung, starkem Schwitzen oder Wundpflege. Ohne Ersatz konnte Frau K. ihre Therapie nicht konsequent umsetzen und das Lymphödem verschlechterte sich.

☞ **Was half?**

Frau K. ließ sich von ihrem Facharzt eine **medizinische Notwendigkeitsbescheinigung** für ein zweites Paar erstellen. Diese begründete nachvollziehbar, warum nur ein Paar pro Halbjahr nicht ausreiche. Sie reichte den Widerspruch ein – **und bekam Recht:** Die Kasse genehmigte das zweite Paar im Ausnahmefall.

Zudem stellte Frau K. einen Antrag auf **Zuzahlungsbefreiung nach der 1 %-Regelung**, da sie als chronisch krank anerkannt ist (§ 62 SGB V). Schon im Mai 2025 hatte sie durch Medikamente, Therapien und Hilfsmittel ihre persönliche Belastungsgrenze erreicht. Nach Einreichung aller benötigten Unterlagen erhielt sie ihre Zuzahlungsbefreiungskarte für das laufende Jahr.

‼ **Wichtig für Betroffene:**

- Chronisch Kranke zahlen maximal **1 % des Bruttojahreseinkommens**, nicht 2 %.
- Der Nachweis erfolgt durch ein Formblatt vom Arzt (z. B. regelmäßige Behandlung).
- **Ein zweites Paar Kompression** kann im begründeten Einzelfall **außerhalb des Regelfalls** beantragt werden.
- Alle Quittungen sollten gesammelt und **frühzeitig eingereicht** werden.

◈ 2.6. Manuelle Lymphdrainage – Wie viel Therapie steht Ihnen zu?

Regelmäßige manuelle Lymphdrainagen (MLD), durchgeführt von speziell geschulten Physiotherapeutinnen und Physiotherapeuten oder Masseurinnen und Masseuren, sind ein zentraler Bestandteil der Therapie bei Lymph- und Lipödemen. Diese schonenden Massagetechniken fördern den Abfluss der Lymphflüssigkeit, verringern Schwellungen und lindern Beschwerden nachhaltig.

🔎 **Aktuelle Verordnungspraxis (Stand 2025):**
Seit Oktober 2024 gilt: Ärzte müssen für die MLD keine feste Dauer mehr auf dem Rezept angeben. Stattdessen entscheiden die Therapeutin oder der Therapeut, basierend auf Stadium und Ausprägung der Erkrankung, eigenverantwortlich über die Behandlungsdauer (30, 45 oder 60 Minuten). Das spart Bürokratie und ermöglicht eine flexiblere, bedarfsorientierte Therapie.

- **30 Minuten:** bei leichtem Lymphödem (Stadium I, ein Körperteil)
- **45 Minuten:** bei mittlerem Befund (Stadium II, zwei Körperteile)
- **60 Minuten:** bei ausgeprägtem Lymphödem (Stadium III)

Kostenübernahme durch GKV und PKV:
Die **gesetzliche Krankenversicherung (GKV)** übernimmt die MLD bei ärztlicher Verordnung. Bei chronischen Verläufen gilt die MLD als *langfristiger Heilmittelbedarf*, was re-

gelmäßige Verordnungen ohne zusätzliche Genehmigung ermöglicht. Auch **private Krankenversicherungen (PKV)** erstatten die MLD bei medizinischer Notwendigkeit, oft sogar mit weniger Einschränkungen.

! **Wichtig:** Die gesetzliche Zuzahlung beträgt 10 % der Behandlungskosten pro Rezept, jedoch mindestens 5 € und höchstens 10 €.

VERSORGUNGSLÜCKE: WARUM ES SO SCHWER IST, EINEN THERAPIEPLATZ ZU BEKOMMEN

Viele Betroffene fragen sich, warum es so schwierig ist, einen Termin für eine manuelle Lymphdrainage zu bekommen – trotz ärztlicher Verordnung.

Das sind die Hauptgründe:

1. Mangel an qualifizierten Fachkräften:
Die Durchführung der MLD erfordert eine spezielle Zusatzausbildung für Physiotherapeuten. Derzeit gibt es in Deutschland nicht genügend Therapeuten mit dieser Qualifikation, um die steigende Nachfrage zu decken. Viele Praxen sind überlastet und die Wartezeiten für einen Therapieplatz können mehrere Wochen bis Monate betragen.

2. Regionale Unterschiede in der Versorgung:
Die Verfügbarkeit von MLD-Therapeuten variiert stark zwischen städtischen und ländlichen Regionen. In ländlichen Gebieten ist das Angebot oft begrenzt, was für Betroffene lange Anfahrtswege und zusätzliche Belastungen bedeutet.

3. Begrenzte Kapazitäten in Praxen:
Viele physiotherapeutische Praxen stoßen an ihre Kapazitätsgrenzen. Die MLD ist zeitintensiv und die Anzahl der täglich möglichen Behandlungen ist begrenzt. Dies führt dazu, dass selbst in Regionen mit ausreichender Anzahl an Therapeuten nicht alle Patienten zeitnah versorgt werden können.

4. Komplexität der Behandlung:
Die MLD ist Teil der Komplexen Physikalischen Entstauungstherapie (KPE), die zusätzlich Kompressionstherapie, Hautpflege und Bewegungstherapie umfasst. Die Koordination dieser Maßnahmen erfordert ein interdisziplinäres Team und eine gute Abstimmung, was in der Praxis nicht immer gewährleistet ist.

5. Finanzielle und strukturelle Herausforderungen:
Die Vergütung für MLD-Behandlungen ist vergleichsweise niedrig, was für einige Praxen wirtschaftlich unattraktiv ist. Zudem sind die organisatorischen Anforderungen hoch, insbesondere bei der Abrechnung mit den Krankenkassen.

Diese Faktoren tragen dazu bei, dass viele Betroffene Schwierigkeiten haben, eine angemessene und zeitnahe Versorgung mit einer MLD zu erhalten. Es bedarf struktureller Veränderungen und gezielter Maßnahmen, um die Versorgungslücke zu schließen und die Lebensqualität der Patienten zu verbessern.

💡 **Was Betroffene tun können:**

- Frühzeitig nach einem Platz suchen und Wartelisten nutzen
- Gegebenenfalls eine Kombination aus MLD und intensiver Kompressionstherapie in Betracht ziehen
- Sich eventuell – nach Rücksprache mit dem behandelnden Arzt – eine apparative intermittierende Kompressionstherapie verordnen lassen
- Unterstützung über Selbsthilfegruppen oder Online-Netzwerke einholen

🧭 **Fazit:**
Die manuelle Lymphdrainage bleibt ein unverzichtbarer Baustein in der Behandlung von Lymph- und Lipödemen. Die aktuellen Regelungen im Jahr 2025 erleichtern zwar den Zugang zur Verordnung, dennoch bleibt die Versorgungslage angespannt. Umso wichtiger sind eine frühzeitige Organisation und eine gute Zusammenarbeit zwischen Ärzten, Therapeuten und Krankenkassen.

◈ 2.7. Physiotherapie & Bewegungstherapie – Bewegung, die den Lymphfluss aktiviert

Die **Physiotherapie** und **Bewegungstherapie** sind zentrale Bestandteile der **Komplexen Physikalischen Entstauungstherapie (KPE)**, dem etablierten Behandlungskonzept für Lymph- und Lipödeme. Sie zielen darauf ab, den Lymphabfluss zu fördern, Schwellungen zu reduzieren und die Lebensqualität der Betroffenen zu verbessern.

🔎 **Bedeutung der Bewegungstherapie:**
Regelmäßige, gezielte Bewegung aktiviert die sogenannte **Muskelpumpe**, die den Lymphfluss unterstützt. Durch das rhythmische Anspannen und Entspannen der Muskulatur wird der Transport der Lymphflüssigkeit angeregt, was zu einer Reduktion von Schwellungen führt. Zudem verbessert Bewegung die Gelenkbeweglichkeit, stärkt das Herz-Kreislauf-System und trägt zur Gewichtskontrolle bei, was besonders wichtig ist, da Übergewicht das Risiko für Lymph- und Lipödeme erhöhen kann.

🧘 **Empfohlene Sportarten:**
Für Betroffene eignen sich insbesondere **gelenkschonende Ausdauersportarten**, die den Lymphfluss fördern, ohne das Gewebe übermäßig zu belasten:

- **Schwimmen und Aquafitness:** Der Wasserdruck wirkt wie eine natürliche Kompression und unterstützt den Lymphabfluss.
- **Nordic Walking:** Diese Sportart aktiviert sowohl die Bein- als auch die Armmuskulatur und fördert die Durchblutung.
- **Radfahren:** Diese Sportart ist schonend für die Gelenke und effektiv zur Aktivierung der Beinmuskulatur.
- **Yoga und Pilates:** Diese Sportarten verbessern die Flexibilität und fördern die Körperwahrnehmung.

Wichtig ist, dass die Bewegung regelmäßig und angepasst an die individuellen Möglichkeiten erfolgt. Das Tragen von **Kompressionskleidung während des Sports** wird dringend empfohlen, um die Wirkung zu optimieren.

📝 **Verordnung und Kostenübernahme:**
Die **gesetzlichen Krankenkassen** übernehmen die Kosten für physiotherapeutische Maßnahmen, wenn sie ärztlich verordnet wurden. Seit dem 1. November 2024 besteht zudem die Möglichkeit der **Blankoverordnung**:

🩺 **Was ist eine Blankoverordnung?**
Bei der Blankoverordnung stellen die Ärztin oder der Arzt eine Verordnung aus, ohne die genaue Therapieform, -anzahl oder -frequenz festzulegen. Stattdessen entscheiden die Physiotherapeutin oder der Physiotherapeut eigenverantwortlich über die geeigneten Maßnahmen, basierend auf der individuellen Diagnose und dem Therapieverlauf.

🔎 **Vorteile der Blankoverordnung:**

- **Individuelle Therapiegestaltung:** Therapeuten können die Behandlung flexibel an den Verlauf und die Bedürfnisse der Patienten anpassen.
- **Reduzierter bürokratischer Aufwand:** Es entfällt die Notwendigkeit, für jede Anpassung der Therapie eine neue ärztliche Verordnung einzuholen.
- **Schnellere Reaktionsmöglichkeiten:** Bei Veränderungen im Gesundheitszustand kann die Therapie zeitnah angepasst werden, ohne Verzögerungen durch zusätzliche Arztbesuche.

❗ **Wichtige Hinweise:**

- **Gültigkeitsdauer:** Eine Blankoverordnung ist maximal 16 Wochen ab Ausstellungsdatum gültig.

- **Einsatzbereich:** Aktuell ist die Blankoverordnung in der Physiotherapie auf bestimmte Indikationen beschränkt, insbesondere auf Erkrankungen im Schulterbereich.
- **Zuzahlungen:** Die Zuzahlungsregelungen bleiben unverändert. Patienten zahlen weiterhin 10 % der Behandlungskosten sowie 10 € pro Verordnung. Da der genaue Umfang der Therapie zu Beginn nicht feststeht, kann die genaue Zuzahlung erst am Ende der Behandlung ermittelt werden.

Fazit:

Die Einführung der Blankoverordnung in der Physiotherapie ermöglicht eine individuellere und flexiblere Therapiegestaltung, die besser auf die Bedürfnisse der Patienten abgestimmt ist. Es ist jedoch wichtig, sich über die spezifischen Bedingungen und Einschränkungen zu informieren und bei Fragen Rücksprache mit der behandelnden Ärztin oder dem behandelnden Arzt sowie der Physiotherapeutin oder dem Physiotherapeuten zu halten.

Leider gibt es noch zu wenig Praxen, die diese Blankoverordnung ausfüllen beziehungsweise davon Gebrauch machen.

Tipps für Betroffene:

- **Konsultieren Sie Ihren Arzt:** Besprechen Sie die Möglichkeit einer physiotherapeutischen Behandlung und lassen Sie sich eine entsprechende Verordnung ausstellen.

- **Wählen Sie erfahrene Therapeuten:** Achten Sie darauf, dass der Physiotherapeut Erfahrung in der Behandlung von Lymph- oder Lipödemen hat.
- **Integrieren Sie Bewegung in den Alltag:** Kleine Aktivitäten wie Spaziergänge oder leichte Gymnastik können bereits positive Effekte haben.
- **Tragen Sie Kompressionskleidung:** Diese unterstützt besonders während der Bewegung den Lymphabfluss.
- Verordnung durch Haus- oder Facharzt
- GKV übernimmt in der Regel 6–10 Einheiten (z. B. Krankengymnastik, manuelle Therapie)
- **Langfristiger Bedarf möglich,** wenn chronische Beschwerden vorliegen

💡 **Tipp:** Die Kombination aus gezielter Physiotherapie und regelmäßiger Bewegung ist ein effektiver Weg, um die Symptome von Lymph- und Lipödemen zu lindern und die Lebensqualität nachhaltig zu verbessern.

◈ 2.8. Psychosoziale Unterstützung – ganzheitliche Hilfe für Körper und Seele

Ein Lymph- oder Lipödem ist nicht nur eine körperliche Herausforderung – es beeinflusst auch die psychische und soziale Lebensqualität der Betroffenen. Chronische Schwellungen, Schmerzen und Einschränkungen im Alltag können zu emotionalen Belastungen führen. Daher ist eine umfassende psychosoziale Unterstützung ein essenzieller Bestandteil der Therapie.

🧩 **Warum psychosoziale Hilfe wichtig ist:**
Chronisch Erkrankte stehen oft vor Herausforderungen wie:

- **Soziale Isolation:** Rückzug aus dem sozialen Leben aufgrund von Scham oder fehlendem Verständnis im Umfeld
- **Emotionale Belastung:** Ängste, depressive Verstimmungen oder das Gefühl, der Erkrankung ausgeliefert zu sein
- **Alltagsbewältigung:** Schwierigkeiten, den Alltag trotz Einschränkungen zu meistern

Psychosoziale Unterstützung kann helfen, diese Belastungen zu reduzieren und die Lebensqualität zu verbessern.

🧩 **Angebote der psychosozialen Unterstützung:**
In Deutschland stehen verschiedene Unterstützungsangebote zur Verfügung:

1. Psychotherapie:
Die gesetzlichen Krankenkassen übernehmen die Kosten für bestimmte psychotherapeutische Verfahren, darunter:

- **Kognitive Verhaltenstherapie:** Fokus auf dem Erkennen und Ändern negativer Denkmuster
- **Tiefenpsychologisch fundierte Psychotherapie:** Bearbeitung unbewusster Konflikte, die das aktuelle Erleben beeinflussen
- **Systemische Therapie:** Betrachtung des sozialen Umfelds und der Beziehungen

Es ist wichtig, sich frühzeitig um einen Therapieplatz zu bemühen, da Wartezeiten von mehreren Monaten üblich sind.

2. Selbsthilfegruppen:
Selbsthilfegruppen bieten einen Raum für Austausch und gegenseitige Unterstützung. Der Kontakt zu anderen Betroffenen kann das Gefühl von Isolation verringern und neue Bewältigungsstrategien vermitteln.

3. Peer-Beratung:
Peer-Beratung bedeutet Unterstützung durch Menschen, die selbst ähnliche Erfahrungen gemacht haben. Sie können besonders einfühlsam und praxisnah beraten. In Deutschland gibt es zahlreiche Peer-Beratungsangebote, insbesondere für Menschen mit Behinderungen oder chronischen Erkrankungen.

4. Psychosoziale Beratungsstellen:
Viele Städte und Gemeinden bieten psychosoziale Beratungsstellen an, die kostenlose Unterstützung in Krisensituationen oder bei psychischen Belastungen bieten. Diese Stellen können auch bei der Vermittlung von Therapieplätzen helfen.

🚧 **Hürden bei der Therapieplatzsuche:**
Die Suche nach einem geeigneten Therapieplatz kann mühsam sein:

- **Lange Wartezeiten:** In vielen Regionen beträgt die Wartezeit auf einen Therapieplatz mehrere Monate.
- **Mangel an Therapeuten:** Besonders in ländlichen Gebieten gibt es oft zu wenige Therapieangebote.

- **Komplexe Antragsverfahren:** Die Beantragung einer Therapie über die Krankenkasse kann bürokratisch sein.

💡 **Tipps zur Überbrückung der Wartezeit:**

- **Offene Sprechstunden nutzen:** Viele Therapeuten bieten Erstgespräche an, die ohne lange Wartezeit möglich sind.
- **Digitale Angebote:** Online-Programme oder Apps können erste Unterstützung bieten.
- **Selbsthilfegruppen:** Der Austausch mit anderen Betroffenen kann entlastend wirken.
- **Beratungsstellen aufsuchen:** Professionelle Berater können interimistische Unterstützung bieten und bei der Suche nach einem Therapieplatz helfen.

🧭 **Fazit:**

Psychosoziale Unterstützung ist ein unverzichtbarer Bestandteil der Versorgung bei chronischen Erkrankungen. Trotz bestehender Hürden gibt es vielfältige Angebote, die Betroffenen helfen können, ihre Lebensqualität zu verbessern. Es lohnt sich, aktiv nach Unterstützung zu suchen und die vorhandenen Ressourcen zu nutzen.

💡 **Tipp:** Besonders für Lymph- und Lipödem-Betroffene kann ein Therapieplatz mit **Körperbild-fokussiertem Ansatz** sinnvoll sein.

◈ 2.9. (Lymphologische) Rehabilitation – Neue Kraft für Körper & Seele

Chronische Erkrankungen können die Lebensqualität erheblich beeinträchtigen. Die medizinische Rehabilitation bietet Betroffenen die Möglichkeit, ihre körperliche Leistungsfähigkeit zu verbessern, Schmerzen zu lindern und die Teilhabe am gesellschaftlichen Leben zu fördern. Ziel ist es, die Selbstständigkeit im Alltag zu erhalten oder wiederzuerlangen und die Erwerbsfähigkeit zu sichern oder wiederherzustellen.

Die Rehabilitation umfasst verschiedene Maßnahmen, die individuell auf die Bedürfnisse der Patientinnen und Patienten abgestimmt werden. Dazu gehören unter anderem physiotherapeutische Behandlungen, psychologische Betreuung, Ernährungsberatung und Schulungen zum Selbstmanagement der Erkrankung. Die Reha kann sowohl stationär in spezialisierten Kliniken als auch ambulant in wohnortnahen Einrichtungen durchgeführt werden.

Für Menschen mit einem Lymph- oder Lipödem ist insbesondere die lymphologische Rehabilitation von Bedeutung. Eine lymphologische Reha ist oft der entscheidende Wendepunkt. Dort erhalten Sie alle Behandlungen gebündelt: Lymphdrainage, Kompression, Bewegung, Ernährung und psychologische Unterstützung, um die Beschwerden zu lindern und die Lebensqualität zu verbessern.

Die Kosten für eine medizinische Rehabilitation werden in der Regel von der Deutschen Rentenversicherung oder der gesetzlichen Krankenkasse übernommen, sofern die medizinische Notwendigkeit gegeben ist. Die Antragstellung erfolgt in Zusammenarbeit mit dem behandelnden

Arzt oder der Ärztin und sollte frühzeitig initiiert werden, um eine zeitnahe Durchführung der Reha zu ermöglichen.

📌 **Anspruch, Antrag & Wunschklinik:**

👩‍⚕️ **Wer hat Anspruch auf eine medizinische Rehabilitation?**
Eine medizinische Rehabilitation (Reha) steht grundsätzlich allen gesetzlich Versicherten zu, deren gesundheitliche Situation durch eine geeignete Maßnahme verbessert oder stabilisiert werden kann. Dies betrifft nicht nur Menschen mit Lymph- oder Lipödemen, sondern auch Personen mit anderen chronischen Erkrankungen oder nach Operationen und Unfällen.

🔎 **Voraussetzungen für eine Reha:**

- **Erhebliche Gefährdung oder Minderung der Erwerbsfähigkeit:** Wenn Ihre Erwerbsfähigkeit durch Krankheit oder Behinderung erheblich gefährdet oder bereits gemindert ist, kann eine Reha helfen, diese zu erhalten oder wiederherzustellen.
- **Vermeidung von Pflegebedürftigkeit:** Eine Reha kann notwendig sein, um eine drohende Pflegebedürftigkeit abzuwenden oder zu mindern.
- **Unzureichende ambulante Behandlung:** Wenn ambulante Maßnahmen nicht ausreichen, um Ihre gesundheitliche Situation zu verbessern, kann eine stationäre oder ganztägig ambulante Reha erforderlich sein.

🔍 **Zuständige Kostenträger:**

- **Deutsche Rentenversicherung:** Für Erwerbstätige oder Personen, die in den letzten zwei Jahren mindestens sechs Monate Pflichtbeiträge in die gesetzliche Rentenversicherung eingezahlt haben
- **Gesetzliche Krankenkassen:** Für nicht erwerbstätige Personen, Rentner oder wenn keine rentenversicherungsrechtlichen Voraussetzungen vorliegen
- **Unfallversicherungsträger:** Bei gesundheitlichen Beeinträchtigungen infolge eines Arbeitsunfalls oder einer Berufskrankheit

Betroffene mit **Lymph- oder Lipödemen** haben Anspruch auf eine medizinische Rehabilitation, wenn:

- die Erwerbsfähigkeit gefährdet oder bereits eingeschränkt ist,
- eine Verschlimmerung der Erkrankung ohne Reha zu erwarten ist,
- ambulante Maßnahmen nicht ausreichend sind.

Je nach individueller Situation ist der zuständige Kostenträger entweder die gesetzliche Rentenversicherung (bei Erwerbstätigen) oder die Krankenkasse (bei Nichterwerbstätigen).

💡 Sollten Sie den Antrag versehentlich beim falschen Träger einreichen, wird dieser ihn innerhalb von 14 Tagen an den zuständigen Träger weiterleiten.

📜 VERGLEICHSTABELLE GKV VS. PKV (2025)

BEI MEDIZINISCHER REHABILITATION FÜR CHRONISCH KRANKE

Merkmal	Gesetzliche Krankenversicherung (GKV)	Private Krankenversicherung (PKV)
Beitragsberechnung	Einkommensabhängig	Risikobasiert (Alter, Gesundheit, Leistungen)
Durchschnittlicher Beitrag	ca. 720 €/Monat	ca. 623 €/Monat
Familienversicherung	Beitragsfrei für Ehepartner und Kinder	Separate Beiträge für jedes Familienmitglied
Leistungsumfang	Gesetzlich festgelegt, einheitlich	Individuell wählbar, oft umfangreicher
Wartezeiten auf Termine	Teilweise länger	In der Regel kürzer
Zugangsvoraussetzungen	Pflicht für Einkommen unter 73.800 €/Jahr	Ab Einkommen über 73.800 €/Jahr oder für bestimmte Gruppen
Zuständiger Kostenträger	Gesetzliche Rentenversicherung (bei Erwerbstätigen) oder Krankenkasse (bei Nichterwerbstätigen)	Der private Versicherer ist zuständig, sofern Reha-Leist. im Tarif enthalten sind. Andernfalls müssen Leistungen evtl. privat getragen oder über Zusatzversicherungen abgedeckt werden.

Kriterium	Gesetzliche Krankenversicherung (GKV)	Private Krankenversicherung (PKV)
Zugang zur Reha	Es besteht ein Anspruch bei Gefährdung oder Einschränkung der Erwerbsfähigkeit oder drohender Pflegebedürftigkeit. Die Antragstellung erfolgt über den Arzt oder die Krankenkasse.	Der Zugang zur Reha ist abhängig vom individuellen Tarif. Einige Tarife beinhalten Reha-Leistungen; andere können diese ausschließen oder begrenzen. Vor Antragstellung ist eine Prüfung der Tarifbedingungen erforderlich.
Leistungsumfang	Sie bietet standardisierte Leistungen gemäß dem Sozialgesetzbuch (SGB). Diese umfassen medizinische, berufliche und soziale Rehabilitationsmaßnahmen.	Der Leistungsumfang variiert je nach Tarif. Hochwertige Tarife können umfassende Reha-Leistungen bieten, inkl. moderner Therapien und individueller Behandlungspläne. Niedrigere Tarife könnten Einschränkungen aufweisen.

Kriterium	Gesetzliche Krankenversicherung (GKV)	Private Krankenversicherung (PKV)
Wartezeiten und Zugang	Es gibt ggf. längere Wartezeiten für Reha-Plätze. Die Auswahl der Einrichtung kann eingeschränkt sein.	In der Regel gibt es eine schnellere Terminvergabe und größere Auswahl an Reha-Einrichtungen, abhängig vom Tarif.
Zuzahlungen	Es gibt eine Zuzahlungspflicht: 10 € pro Tag für eine stationäre Reha, für maximal 28 Tage pro Kalenderjahr. Für chronisch Kranke gilt eine Belastungsgrenze von 1 % des Bruttoeinkommens.	Zuzahlungen sind abhängig vom Tarif. Einige Tarife übernehmen die Kosten vollständig; andere sehen Selbstbeteiligungen vor. Es gibt keine gesetzlich festgelegte Belastungsgrenze wie in der GKV.
Stufenweise Wiedereingliederung	Es besteht ein Anspruch auf stufenweiser Wiedereingliederung („Hamburger Modell“) nach § 74 SGB V.	Ist nicht gesetzlich geregelt. Die Umsetzung hängt vom Tarif und der Kulanz des Versicherers ab. Eine Absprache mit dem Arbeitgeber und dem Versicherer ist erforderlich.

Kriterium	Gesetzliche Krankenversicherung (GKV)	Private Krankenversicherung (PKV)
Antragstellung	Sie ist ein standardisiertes Verfahren über den behandelnden Arzt oder direkt bei der Krankenkasse bzw. Rentenversicherung. Die Bearbeitungszeit beträgt in der Regel bis zu 5 Wochen.	Die Antragstellung erfolgt direkt beim Versicherer. Die Bearbeitungszeiten und Anforderungen variieren je nach Gesellschaft und Tarifbedingungen.
Nachsorgeleistungen	Nachsorgeleistungen umfassen Maßnahmen wie IRENA (Intensivierte Rehabilitationsnachsorge) und T-RENA (Trainingstherapeutische Rehabilitationsnachsorge).	Die Nachsorgeleistungen sind tarifabhängig. Hochwertige Tarife können umfassende Nachsorgeprogramme beinhalten; bei anderen Tarifen müssen Nachsorgeleistungen evtl. privat getragen werden.

Kriterium	Gesetzliche Krankenversicherung (GKV)	Private Krankenversicherung (PKV)
Besonderheiten für chronisch Kranke	Eine Teilnahme an Disease-Management-Programmen (DMP) ist möglich. Es gibt eine reduzierte Zuzahlungsgrenze von 1 % des Bruttoeinkommens bei Nachweis einer schwerwiegenden chronischen Erkrankung.	Eine Gesundheitsprüfung bei Vertragsabschluss kann zu Risikozuschlägen oder Leistungsausschlüssen führen. Chronisch Kranke sollten Tarife mit umfassenden Reha-Leistungen wählen und auf mögliche Einschränkungen achten.

Hinweis: Die Leistungen und Bedingungen können je nach individueller Situation und spezifischem Tarif variieren. Es ist ratsam, sich vor der Antragstellung umfassend bei der jeweiligen Krankenkasse oder dem privaten Versicherer zu informieren und beraten zu lassen.

Antragstellung:

Die Beantragung einer medizinischen Rehabilitation erfolgt in mehreren Schritten:

- **1. Ärztliche Verordnung:** Ihr Arzt oder Ihre Ärztin stellen die medizinische Notwendigkeit der Reha fest und füllen das entsprechende Formular aus. Je detaillierter dieser Befundbericht ist, desto höher sind die Erfolgschancen Ihres Antrags.

- **2. Antragsformulare:** Diese erhalten Sie bei Ihrem zuständigen Kostenträger (z. B. Deutsche Rentenversicherung oder gesetzliche Krankenkasse) oder online.
- **3. Einreichung:** Senden Sie den ausgefüllten Antrag zusammen mit dem ärztlichen Befundbericht an den zuständigen Kostenträger.
- **4. Bearbeitung:** Die Entscheidung über die Bewilligung erfolgt in der Regel innerhalb von fünf Wochen.
- **5. Anschlussrehabilitation (AHB):** Wenn die Reha unmittelbar nach einem Krankenhausaufenthalt erforderlich ist, sollte der Antrag bereits während des Klinikaufenthalts gestellt werden. Hierbei unterstützt Sie der Sozialdienst des Krankenhauses.

Wunschklinik wählen:

Gemäß § 8 SGB IX haben Sie das Recht, eine Wunschklinik anzugeben. Voraussetzungen dafür sind:

- Die Klinik ist für Ihre Erkrankung medizinisch geeignet.
- Es besteht ein Versorgungsvertrag zwischen Klinik und Kostenträger.
- Die Klinik erfüllt die gesetzlichen Qualitätsstandards.

Geben Sie Ihre Wunschklinik **direkt im Antrag an** und begründen Sie Ihre Wahl medizinisch.

📋 **Vor der Reha: Wichtige Unterlagen und Dokumente:**

- **Personalausweis oder Reisepass**
- **Krankenversicherungskarte**
- **Bewilligungsschreiben der Reha-Maßnahme**
- **Aktuelle medizinische Unterlagen**: Arztberichte, Laborbefunde, Röntgen- oder MRT-Aufnahmen
- **Impfpass, Allergiepass, Schwerbehindertenausweis** (falls vorhanden)
- **Medikamentenplan**: Liste aller regelmäßig eingenommenen Medikamente
- **Patientenverfügung oder Vorsorgevollmacht** (falls vorhanden)

📋 **Kleidung und Schuhe:**

- **Bequeme Alltagskleidung** für den Aufenthalt
- **Sportbekleidung**: Trainingsanzug, T-Shirts, Shorts
- **Badebekleidung**: Badeanzug oder Badehose, Badeschuhe
- **Wetterfeste Kleidung**: Regenjacke, warme Kleidung je nach Jahreszeit
- **Festes Schuhwerk** für Spaziergänge oder Therapien im Freien
- **Hausschuhe mit rutschfester Sohle**

Hygieneartikel und persönliche Utensilien:

- **Kulturbeutel** mit Zahnbürste, Zahnpasta, Shampoo, Duschgel, Deo, Rasierer
- **Handtücher und Waschlappen** (sofern nicht von der Klinik gestellt)
- **Haar-Föhn**
- **Damenhygieneartikel**
- **Nagelpflegeset**
- **Sonnencreme und Sonnenbrille**

Medikamente und medizinische Hilfsmittel:

- **Alle regelmäßig eingenommenen Medikamente** in ausreichender Menge für die gesamte Dauer des Aufenthalts
- **Hilfsmittel** wie Brille, Hörgerät, Gehhilfen, Kompressionsstrümpfe, orthopädische Einlagen
- **Medizinische Geräte** wie Blutzuckermessgerät, Blutdruckmessgerät (falls erforderlich)

Sonstiges:

- **Lesematerial**: Bücher, Zeitschriften, E-Book-Reader (evtl. mit Passwort)
- **Notizbuch und Stifte**
- **Mobiltelefon und Ladegerät**
- **Kopfhörer**
- **Kleine Geldbeträge oder EC-Karte** für persönliche Ausgaben

- **Plastiktüten** für nasse Kleidung oder Schuhe

💡 **Tipps für einen erfolgreichen Reha-Aufenthalt:**

- **Aktive Teilnahme:** Nutzen Sie die angebotenen Therapien und informieren Sie sich über Selbstmanagementstrategien.
- **Offene Kommunikation:** Sprechen Sie offen mit dem Reha-Team über Ihre Beschwerden, Erwartungen und Ziele.
- **Nachsorge planen:** Erarbeiten Sie gemeinsam mit dem Team einen Plan für die Zeit nach der Reha, um den Therapieerfolg langfristig zu sichern.
- **Soziale Kontakte:** Knüpfen Sie Kontakte zu Mitpatienten, um Erfahrungen auszutauschen und sich gegenseitig zu motivieren.
- **Freizeitgestaltung:** Nutzen Sie Freizeitangebote der Klinik, um sich zu entspannen und neue Energie zu tanken.

Eine sorgfältige Vorbereitung auf Ihren Reha-Aufenthalt trägt maßgeblich zu einem erfolgreichen Therapieverlauf bei. Packen Sie rechtzeitig und berücksichtigen Sie individuelle Bedürfnisse sowie spezielle Anforderungen Ihrer Reha-Einrichtung. Bei Unsicherheiten wenden Sie sich an das Personal der Klinik oder Ihren behandelnden Arzt.

Widerspruch bei Ablehnung:

Sollte Ihr Antrag auf eine medizinische Rehabilitation abgelehnt werden, haben Sie das Recht, Widerspruch einzulegen. Hierbei sind einige wichtige Punkte zu beachten:

Frist für den Widerspruch:

- **Fristbeginn:** Die Widerspruchsfrist beginnt mit dem Tag, an dem Sie den Ablehnungsbescheid erhalten haben.
- **Fristdauer:** In der Regel beträgt die Frist **einen Monat**. Sollte der Bescheid keine oder eine fehlerhafte Rechtsbehelfsbelehrung enthalten, verlängert sich die Frist auf **ein Jahr**.

Form und Inhalt des Widerspruchs:

- **Schriftform:** Der Widerspruch muss schriftlich erfolgen.
- **Inhalt:** Geben Sie Ihre Versicherungsnummer, das Datum des Bescheids und eine Begründung für Ihren Widerspruch an. Falls Sie mehr Zeit für die Begründung benötigen, können Sie zunächst einen formlosen Widerspruch einlegen und die ausführliche Begründung nachreichen.

Begründung und Unterlagen:

- **Ärztliche Stellungnahme:** Lassen Sie sich von Ihrem behandelnden Arzt eine Stellungnahme ausstellen, die die medizinische Notwendigkeit der Reha-Maßnahme unterstreicht.

- **Zusätzliche Unterlagen:** Fügen Sie relevante medizinische Befunde oder Gutachten bei, die Ihre Argumentation unterstützen.

📪 **Einreichung des Widerspruchs:**

- **Versandart:** Senden Sie den Widerspruch per Einschreiben mit Rückschein oder geben Sie ihn persönlich bei der zuständigen Stelle ab und lassen Sie sich den Empfang bestätigen.

⚖ **Weitere Schritte bei Ablehnung des Widerspruchs:**

- **Sozialgerichtliche Klage:** Wird Ihr Widerspruch abgelehnt, können Sie innerhalb eines Monats nach Erhalt des Widerspruchsbescheids Klage beim Sozialgericht einreichen. Dieses Verfahren ist für Sie kostenfrei.

💡 **Unterstützung und Beratung:**

- **Sozialverbände:** Organisationen wie der VdK oder der SoVD bieten Unterstützung bei der Formulierung von Widersprüchen und können Sie im Verfahren begleiten.
- **Rechtsanwälte:** Vielleicht haben Sie eine Rechtsschutzversicherung. Ein Anwalt kann insbesondere bei komplexen Fällen oder Unsicherheiten hilfreich sein, ist jedoch nicht zwingend erforderlich.

Ein gut begründeter Widerspruch erhöht die Chancen auf eine positive Entscheidung erheblich. Zögern Sie nicht, professionelle Hilfe in Anspruch zu nehmen, um Ihre Rechte durchzusetzen.

💡 **Tipp:** Sie können alle **4 Jahre eine Reha beantragen**, bei medizinischem Bedarf auch früher. Ablehnung? Widerspruch lohnt sich!

◈ 2.10. Rehabilitationssport (Rehasport)

Rehabilitationssport, kurz Rehasport, ist eine gesetzlich anerkannte Maßnahme zur Förderung der Gesundheit und Teilhabe von Menschen mit chronischen Erkrankungen oder Behinderungen. Er zielt darauf ab, die körperliche Leistungsfähigkeit zu verbessern, die Mobilität zu fördern und die Eigenverantwortung für die Gesundheit zu stärken.

Was ist Rehasport?
Rehasport umfasst bewegungstherapeutische Übungen, die in Gruppen unter fachkundiger Anleitung durchgeführt werden. Die Übungen sind auf die individuellen Bedürfnisse der Teilnehmenden abgestimmt und sollen die Ausdauer, Kraft, Koordination und Flexibilität verbessern. Zudem fördert Rehasport das Selbstbewusstsein und die soziale Integration der Teilnehmenden.

Wer hat Anspruch auf Rehasport?
Anspruch auf Rehasport haben Personen, die aufgrund einer chronischen Erkrankung oder Behinderung in ihrer körperlichen Funktion, Beweglichkeit oder Belastbarkeit eingeschränkt sind.

Typische Indikationen sind unter anderem:

- Orthopädische Erkrankungen (z. B. Rückenbeschwerden, Gelenkprobleme)
- Herz-Kreislauf-Erkrankungen
- Neurologische Erkrankungen (z. B. Schlaganfallfolgen, Multiple Sklerose)
- Atemwegserkrankungen (z. B. Asthma, COPD)
- Stoffwechselerkrankungen (z. B. Diabetes mellitus)
- Psychische Erkrankungen (z. B. Depressionen, Angststörungen)

Die Verordnung erfolgt durch eine Ärztin oder einen Arzt mittels des Formulars 56 („Antrag auf Kostenübernahme für Rehabilitationssport"). Die Kosten werden in der Regel von den gesetzlichen Krankenkassen übernommen.

⏱ **Umfang und Dauer:**
Die Standardverordnung umfasst 50 Übungseinheiten, die innerhalb von 18 Monaten absolviert werden sollen. In bestimmten Fällen, wie bei Herzsportgruppen oder schwerwiegenden Erkrankungen, können bis zu 120 Einheiten über einen Zeitraum von 36 Monaten verordnet werden. Die Übungseinheiten finden ein- bis dreimal wöchentlich statt und dauern jeweils 45 bis 60 Minuten.

🏥 **Durchführung und Anbieter:**
Rehasport wird von anerkannten Einrichtungen angeboten, darunter:

- Sportvereine

- Rehabilitationszentren
- Physiotherapiepraxen
- Gesundheitszentren

Die Gruppen werden von speziell ausgebildeten Übungsleitern geführt, die über eine entsprechende Lizenz verfügen. Die Übungen sind auf die individuellen Bedürfnisse der Teilnehmenden abgestimmt und erfolgen in Gruppen von maximal 15 Personen.

🔎 **Vorteile des Rehasports:**

- **Verbesserung der körperlichen Leistungsfähigkeit**: Steigerung von Ausdauer, Kraft, Beweglichkeit und Koordination
- **Schmerzlinderung**: Reduktion von Schmerzen durch gezielte Bewegung
- **Förderung der Selbstständigkeit**: Stärkung der Eigenverantwortung für die Gesundheit
- **Soziale Integration**: Austausch und Motivation in der Gruppe
- **Kostenübernahme**: Die Kosten für den Rehasport übernehmen in der Regel die gesetzlichen Krankenkassen.

📝 **Antragstellung und Genehmigung:**

Der Antrag auf Rehasport erfolgt durch die behandelnde Ärztin oder den behandelnden Arzt mittels des Formulars 56. Dieses wird bei der Krankenkasse eingereicht, die die Kostenübernahme prüft und genehmigt. Einige Krankenkassen verzichten seit dem 1. März 2025 auf eine vorherige Genehmigung, sodass direkt mit dem Rehasport begonnen werden kann.

🔄 **Folgeverordnungen:**
Nach Abschluss der initialen Verordnung kann bei medizinischer Notwendigkeit eine Folgeverordnung ausgestellt werden. Diese muss ärztlich begründet sein und wird erneut bei der Krankenkasse eingereicht. Ein Anspruch auf eine Folgeverordnung besteht nicht automatisch und wird individuell geprüft.

Wichtige Hinweise:

- **Beginn des Rehasports:** Mit dem Rehasport sollte spätestens drei Monate nach Ausstellung der Verordnung begonnen werden.
- **Zuzahlungen:** Für den Rehasport fallen keine Zuzahlungen an.
- **Fahrkosten:** Die Erstattung von Fahrkosten ist in der Regel nicht vorgesehen.
- **Gerätetraining:** Gerätetraining ist kein Bestandteil des Rehasports und kann nicht über die Krankenkasse abgerechnet werden.

Rehabilitationssport bietet eine effektive Möglichkeit, die Gesundheit zu fördern und die Lebensqualität zu verbessern. Durch die Kombination aus Bewegung, sozialem Austausch und fachkundiger Anleitung können Teilnehmende nachhaltig von den positiven Effekten profitieren.

◈ 2.11. Zuzahlungsbefreiung – Finanzielle Entlastung für chronisch Kranke

Die gesetzliche Krankenversicherung (GKV) sieht vor, dass Versicherte bei bestimmten medizinischen Leistungen Zuzahlungen leisten müssen. Um jedoch eine Überbelastung zu vermeiden, gibt es eine jährliche Belastungsgrenze. Wird diese erreicht, können Versicherte eine Befreiung von weiteren Zuzahlungen beantragen. Wenn Sie regelmäßig Medikamente, Hilfsmittel oder Therapien benötigen, summieren sich die Zuzahlungen schnell. Deshalb gibt es für chronisch Kranke eine **Belastungsgrenze von 1 % des Jahresbruttoeinkommens** (bei Nicht-Chronikern: 2 %).

🔎 Was sind Zuzahlungen?

Zuzahlungen sind Eigenbeteiligungen der Versicherten an den Kosten für medizinische Leistungen. Dazu zählen:

- Arznei-, Verband-, Heil- und Hilfsmittel
- stationäre Krankenhausbehandlungen
- ambulante und stationäre Rehabilitationsmaßnahmen
- Fahrkosten zu medizinisch notwendigen Behandlungen

Die Höhe der Zuzahlung beträgt in der Regel 10 % der Kosten, mindestens jedoch 5 € und höchstens 10 € pro Leistung. Kinder und Jugendliche bis zum 18. Lebensjahr sind von Zuzahlungen befreit.

▦ **Berücksichtigung von Freibeträgen:**
Die Belastungsgrenzen betragen:

- **2 % des jährlichen Bruttoeinkommens** für alle gesetzlich Versicherten
- **1 % des jährlichen Bruttoeinkommens** für schwerwiegend chronisch Kranke

Für Personen mit sehr geringem Einkommen, insbesondere Empfänger von Sozialleistungen wie Bürgergeld oder Hilfe zum Lebensunterhalt, gelten pauschale Belastungsgrenzen:

- **135,12 €** bei einer Belastungsgrenze von 2 %
- **67,56 €** bei einer Belastungsgrenze von 1 %

▯ **Wichtige Hinweise:**

- Die Berechnung der Belastungsgrenze erfolgt auf Basis der **Bruttoeinnahmen zum Lebensunterhalt** aller im Haushalt lebenden Personen.
- **Folgende Freibeträge** werden berücksichtigt:
  - 6.741 € für den ersten Angehörigen (z. B. Ehepartner)
  - 9.600 € für jedes zu berücksichtigende Kind
- Nicht alle Einkünfte zählen zu den Bruttoeinnahmen zum Lebensunterhalt. Beispielsweise werden **Pflegegeld**, **Wohngeld** und **Kindergeld** nicht angerechnet.
- Um eine Zuzahlungsbefreiung zu erhalten, müssen Versicherte einen Antrag bei ihrer Krankenkasse

stellen und entsprechende Nachweise über Einkommen und geleistete Zuzahlungen einreichen.

Diese Freibeträge reduzieren das zu berücksichtigende Einkommen und somit die individuelle Belastungsgrenze.

📝 **Voraussetzungen für die 1 %-Regelung (Stand 2025):** Um als schwerwiegend chronisch krank zu gelten und von der reduzierten Belastungsgrenze von 1 % des jährlichen Bruttoeinkommens zum Lebensunterhalt zu profitieren, müssen folgende Kriterien erfüllt sein:

- **Dauerhafte ärztliche Behandlung:** Die Erkrankung besteht seit mindestens einem Jahr und erfordert eine kontinuierliche medizinische Behandlung, wobei mindestens einmal pro Quartal eine ärztliche Konsultation wegen derselben Krankheit stattgefunden haben muss.
- **Zusätzlich muss eines der folgenden Merkmale vorliegen:**
  - **Pflegebedürftigkeit:** Es liegt eine anerkannte Pflegebedürftigkeit mit Pflegegrad 3, 4 oder 5 vor.
  - **Grad der Behinderung oder Erwerbsminderung:** Es besteht ein Grad der Behinderung (GdB) oder eine Minderung der Erwerbsfähigkeit (MdE) von mindestens 60 %, die auf die chronische Erkrankung zurückzuführen ist.
  - **Notwendigkeit kontinuierlicher medizinischer Versorgung:** Es ist eine kontinuierliche medizinische Versorgung erforderlich, ohne die nach ärztlicher Einschätzung eine lebensbedrohliche Ver-

schlimmerung der Erkrankung, eine Verminderung der Lebenserwartung oder eine dauerhafte Beeinträchtigung der Lebensqualität zu erwarten ist.

📄 **Nachweis der Voraussetzungen:**

Um die reduzierte Belastungsgrenze in Anspruch nehmen zu können, müssen Versicherte ihrer Krankenkasse entsprechende Nachweise vorlegen:

- **Ärztliche Bescheinigung:** Ein Nachweis über die Dauerbehandlung, in der Regel mittels des Formulars Muster 55
- **Pflegegradbescheid:** Bei Pflegebedürftigkeit ab Pflegegrad 3
- **Schwerbehindertenausweis oder MdE-Bescheid:** Bei einem GdB oder MdE von mindestens 60 %

❗ **Weitere wichtige Hinweise:**

- **Teilnahme an strukturierten Behandlungsprogrammen (DMP):** Versicherte, die an einem Disease-Management-Programm teilnehmen, können ebenfalls von der 1 %-Regelung profitieren.
- **Vorsorgeuntersuchungen:** Für Versicherte, die nach dem 1. April 1972 geboren wurden, ist die regelmäßige Teilnahme an gesetzlich vorgesehenen Vorsorgeuntersuchungen Voraussetzung für die Anwendung der 1 %-Regelung. Andernfalls gilt die 2 %-Regelung, es sei denn, sie nehmen an einem DMP teil.
- **Antragstellung:** Die Zuzahlungsbefreiung muss bei der Krankenkasse beantragt werden. Es empfiehlt

sich, alle Zuzahlungsbelege sorgfältig zu sammeln und einzureichen.

📋 Antragstellung und Vorgehensweise:

- **1. Zuzahlungen dokumentieren:** Sammeln Sie alle Belege über geleistete Zuzahlungen im Kalenderjahr.
- **2. Belastungsgrenze berechnen:** Nutzen Sie Zuzahlungsrechner, z. B. auf www.aponet.de, um Ihre individuelle Belastungsgrenze zu ermitteln.
- **3. Antrag stellen:** Reichen Sie bei Ihrer Krankenkasse einen Antrag auf eine Zuzahlungsbefreiung ein, zusammen mit den Nachweisen über Ihre Zuzahlungen und Einkommensverhältnisse.
- **4. Befreiungsausweis erhalten:** Nach Prüfung erhalten Sie einen Befreiungsausweis, der Sie für den Rest des Kalenderjahres von weiteren Zuzahlungen befreit.

🔎 Vorauszahlung der Belastungsgrenze:
Versicherte mit planbarem Einkommen (z. B. Rentner) haben die Möglichkeit, die Belastungsgrenze im Voraus, zum Beispiel schon im Dezember des Vorjahres, zu bezahlen. Dadurch erhalten sie bereits zu Beginn des neuen Jahres ihren Befreiungsausweis und sind für den Rest des Jahres von Zuzahlungen befreit.

💡 Tipps für Betroffene:

- **Frühzeitig informieren:** Setzen Sie sich zu Jahresbeginn mit Ihrer Krankenkasse in Verbindung, um Ihre individuelle Belastungsgrenze zu klären.

- **Belege sorgfältig aufbewahren:** Dokumentieren Sie alle Zuzahlungen, um den Überblick zu behalten und den Antrag korrekt ausfüllen zu können.
- **Unterstützung nutzen:** Bei Unsicherheiten können Patientenorganisationen oder Sozialverbände beratend zur Seite stehen.

Weitere wichtige Hinweise:

- Die Zuzahlungsbefreiung gilt jeweils für **ein Kalenderjahr** und muss **jährlich neu** beantragt werden.
- Die Krankenkasse **informiert nicht automatisch**, wenn die Belastungsgrenze erreicht ist; daher sollten Versicherte ihre Zuzahlungen selbst im Blick behalten und Belege sammeln.
- Einige Krankenkassen bieten die Möglichkeit, die Belastungsgrenze **im Voraus** zu zahlen, um sofort von der Befreiung zu profitieren.

Tipp: Sie können bis zu **vier Jahre rückwirkend** eine Erstattung beantragen – heben Sie alle Quittungen auf!

BEISPIEL: FRAU S., 58 JAHRE, MULTIPLE SKLEROSE UND REHA-ANTRAG

Frau S. lebt seit mehreren Jahren mit der Diagnose Multiple Sklerose (MS) und ist auf Gehhilfen angewiesen. Ihre Krankheit verläuft schubförmig, die Mobilität ist in den letzten Monaten deutlich eingeschränkt. Ihr behandelnder Neurologe empfiehlt dringend eine ambulante Reha zur

Stabilisierung des Gesundheitszustands – möglichst wohnortnah.

Doch die Krankenkasse lehnt den Antrag zunächst ab mit der Begründung, ambulante Maßnahmen seien „austherapiert" und „nicht wirtschaftlich". Frau S. ist verunsichert – und steht mit dem Bescheid allein da.

☞ Was half?

Frau S. wandte sich an den **Sozialverband VdK**, der sie beim Widerspruch unterstützte. Mit einem fundierten ärztlichen Attest und einem Verweis auf die aktuelle Leitlinie zur MS-Behandlung wurde der Reha-Antrag erneut eingereicht. Zusätzlich legte man dar, dass eine ambulante Reha günstiger sei als eine stationäre – aber medizinisch ausreichend.

Bereits 6 Wochen später wurde die Maßnahme bewilligt. Die ambulante Reha fand wohnortnah statt, inklusive Ergotherapie, Physiotherapie und Beratung zur Hilfsmittelversorgung.

! Wichtig:

- Reha ist eine Pflichtleistung der gesetzlichen Krankenkassen (§ 40 SGB V) – bei chronischer Krankheit oft essenziell.
- Eine **Reha alle 4 Jahre** ist grundsätzlich möglich (bei medizinischer Notwendigkeit auch früher).
- Einem abgelehnten Antrag kann **innerhalb eines Monats schriftlich widersprochen** werden.
- Sozialverbände wie VdK oder SoVD helfen oft kostenlos bei Ablehnung und Widerspruch.

Fazit für Menschen mit chronischen Erkrankungen:

Für Menschen mit chronischen Erkrankungen wie dem primären Lymphödem bietet die GKV den Vorteil einer solidarischen Absicherung ohne Risikozuschläge. Die PKV kann hingegen durch individuell anpassbare Leistungen und schnelleren Zugang zu bestimmten Therapien attraktiv sein. Allerdings sollten die langfristigen Kosten und die fehlende beitragsfreie Familienversicherung in der PKV berücksichtigt werden.

Die Entscheidung zwischen GKV und PKV sollte sorgfältig abgewogen und idealerweise mit professioneller Beratung getroffen werden, um die bestmögliche Versorgung und finanzielle Absicherung zu gewährleisten.

KAPITEL 3

PFLEGEVERSICHERUNG & PFLEGEGRADE – SO SICHERN SIE SICH HILFE IM ALLTAG

Pflegebedürftigkeit ist kein Thema nur für Hochbetagte. Auch viele Menschen mit chronischen Erkrankungen wie einem Lymph- oder Lipödem sind im Alltag auf Unterstützung angewiesen – sei es bei der Körperpflege, beim Anziehen von Kompressionsversorgung oder bei der Bewältigung von Schmerzen. Die gute Nachricht lautet: Sie können **Leistungen aus der Pflegeversicherung erhalten**, selbst wenn Sie noch jung oder berufstätig sind.

3.1. WAS IST DIE PFLEGEVERSICHERUNG?

Die Pflegeversicherung ist ein eigenständiger Zweig der deutschen Sozialversicherung und wurde 1995 eingeführt, um das Risiko der Pflegebedürftigkeit abzusichern. Sie ergänzt die gesetzliche Krankenversicherung und dient dazu, pflegebedürftigen Menschen finanzielle Unterstützung für notwendige Pflegeleistungen zu bieten.

Zielsetzung der Pflegeversicherung:
Das Hauptziel der Pflegeversicherung ist es, pflegebedürftigen Personen ein möglichst selbstbestimmtes Leben zu ermöglichen. Sie unterstützt sowohl die professionelle Pflege durch ambulante oder stationäre Dienste als auch die häusliche Pflege durch Angehörige oder ehrenamtliche Helfer. Versicherte haben die Wahl zwischen verschiedenen

Leistungsarten, wie etwa Pflegegeld oder Pflegesachleistungen, je nach individueller Situation und Bedarf.

Versicherungspflicht:
In Deutschland besteht eine gesetzliche Pflicht zur Pflegeversicherung. Wer in der gesetzlichen Krankenversicherung (GKV) versichert ist, ist auch automatisch Mitglied der sozialen Pflegeversicherung. Privat krankenversicherte Personen müssen eine private Pflegepflichtversicherung abschließen, die vergleichbare Leistungen bietet.

Finanzierung:
Die gesetzliche Pflegeversicherung wird durch Beiträge finanziert, die von Arbeitnehmern und Arbeitgebern gemeinsam getragen werden. Der Beitragssatz beträgt derzeit 3,4 % des Bruttoeinkommens; Kinderlose zahlen einen Zuschlag von 0,6 %. Die Beiträge sind einkommensabhängig und unterliegen einer Beitragsbemessungsgrenze.

Leistungen der Pflegeversicherung:
Die Pflegeversicherung erbringt Leistungen, wenn eine Person aufgrund gesundheitlicher Einschränkungen dauerhaft auf Hilfe angewiesen ist. Zu den Leistungen zählen unter anderem:

- **Pflegegeld:** Finanzielle Unterstützung für die häusliche Pflege durch Angehörige oder ehrenamtliche Pflegepersonen
- **Pflegesachleistungen:** Übernahme der Kosten für professionelle Pflege durch ambulante Pflegedienste

- **Kombinationsleistungen:** Kombination aus Pflegegeld und Pflegesachleistungen
- **Teilstationäre und vollstationäre Pflege:** Unterstützung bei der Tages- oder Nachtpflege sowie bei der Unterbringung in Pflegeheimen
- **Kurzzeit- und Verhinderungspflege:** Übernahme der Kosten für vorübergehende Pflege, z. B. bei Urlaub oder Krankheit der Pflegeperson
- **Pflegehilfsmittel und wohnumfeldverbessernde Maßnahmen:** Bereitstellung von Hilfsmitteln und Zuschüssen für Anpassungen im Wohnumfeld

Die Höhe und die Art der Leistungen richten sich nach dem festgestellten Pflegegrad, der den individuellen Unterstützungsbedarf widerspiegelt.

◈ 3.2. Voraussetzungen für Leistungen der Pflegeversicherung

Um Leistungen aus der gesetzlichen oder privaten Pflegeversicherung in Anspruch nehmen zu können, müssen bestimmte Voraussetzungen erfüllt sein. Diese betreffen sowohl die **versicherungsrechtlichen** Bedingungen als auch die individuelle **medizinische** Pflegebedürftigkeit.

Versicherungsrechtliche Voraussetzungen:

- **Pflichtversicherung:** In Deutschland besteht eine gesetzliche Pflicht zur Pflegeversicherung. Wer in der gesetzlichen Krankenversicherung (GKV) versichert ist, ist automatisch Mitglied der sozialen Pflegeversicherung. Privat krankenversicherte Personen müssen eine private Pflegepflichtversicherung abschließen, die vergleichbare Leistungen bietet.

- **Vorversicherungszeit:** Für den Anspruch auf Leistungen der Pflegeversicherung muss die versicherte Person in den letzten zehn Jahren vor Antragstellung mindestens zwei Jahre lang Beiträge zur Pflegeversicherung gezahlt haben oder familienversichert gewesen sein.

Medizinische Voraussetzungen:
Die betroffene Person muss gesundheitlich bedingte Beeinträchtigungen der Selbstständigkeit oder von Fähigkeiten aufweisen, die voraussichtlich für mindestens sechs Monate bestehen.

Die Pflegebedürftigkeit wird durch den Medizinischen Dienst (MD) bei gesetzlich Versicherten oder durch Medicproof bei privat Versicherten festgestellt. Die Begutachtung erfolgt anhand des Neuen Begutachtungsassessments (NBA), das folgende sechs Lebensbereiche berücksichtigt:

- **Mobilität:** Fähigkeit, sich fortzubewegen und Körperpositionen zu wechseln
- **Kognitive und kommunikative Fähigkeiten:** Verstehen, Sprechen, Orientierung
- **Verhaltensweisen und psychische Problemlagen:** Umgang mit psychischen Belastungen
- **Selbstversorgung:** Körperpflege, Ernährung, Toilettengänge

- **Bewältigung von und selbstständiger Umgang mit krankheits- oder therapiebedingten Anforderungen:** Medikamenteneinnahme, Arztbesuche
- **Gestaltung des Alltagslebens und sozialer Kontakte:** Tagesstrukturierung, soziale Interaktion

Jeder Bereich wird mit Punkten bewertet. Die gewichtete Gesamtpunktzahl entscheidet über die Einstufung in einen der fünf Pflegegrade:

- **Pflegegrad 1:** 12,5 bis unter 27 Punkte
- **Pflegegrad 2:** 27 bis unter 47,5 Punkte
- **Pflegegrad 3:** 47,5 bis unter 70 Punkte
- **Pflegegrad 4:** 70 bis unter 90 Punkte
- **Pflegegrad 5:** 90 bis 100 Punkte

Ein Anspruch auf Pflegeleistungen besteht ab Pflegegrad 2. Pflegegrad 1 berechtigt zu bestimmten Unterstützungsleistungen, wie dem Entlastungsbetrag von monatlich 131 € (Stand: 2025).

◈ 3.3. Pflegegrad beantragen – So geht's

📋 Kriterien & Begutachtung – Schritt für Schritt zur Anerkennung:

Ein anerkannter Pflegegrad ist der Schlüssel zu finanziellen und praktischen Leistungen der Pflegeversicherung. Ob für häusliche Pflege, Pflegehilfsmittel oder stationäre Unterstützung – die richtige Einstufung ist entscheidend. Hier erfahren Sie, wie Sie einen Pflegegrad beantragen, welche

Kriterien gelten und wie Sie sich optimal auf die Begutachtung vorbereiten.

📝 **1. Antragstellung:**

Der Antrag auf Pflegeleistungen muss bei der zuständigen Pflegekasse gestellt werden. Nach Antragseingang beauftragt die Pflegekasse bei gesetzlich Versicherten den Medizinischen Dienst oder bei privat Versicherten Medicproof mit der Begutachtung. Die Entscheidung über den Pflegegrad erfolgt in der Regel innerhalb von fünf Wochen.

- **Wo?** Bei der Pflegekasse, die der Krankenkasse der pflegebedürftigen Person angegliedert ist.
- **Wie?** Formlos per Telefon, schriftlich oder online. Ein formloser Antrag reicht aus; die Pflegekasse sendet dann die erforderlichen Unterlagen zu.
- **Wichtig:** Der Anspruch auf Leistungen beginnt rückwirkend ab dem Tag der Antragstellung.

Wichtige Hinweise:

- **Begutachtung:** Die Begutachtung findet in der Regel im häuslichen Umfeld der pflegebedürftigen Person statt.
- **Widerspruch:** Gegen die Entscheidung der Pflegekasse kann innerhalb eines Monats Widerspruch eingelegt werden.
- **Leistungserhöhung:** Bei einer Verschlechterung des Gesundheitszustands kann ein Antrag auf Höherstufung des Pflegegrads gestellt werden.

🧑 ⚕ 2. Vorbereitung auf die Begutachtung:

Nach Antragseingang beauftragt die Pflegekasse den Medizinischen Dienst (MD) bei gesetzlich Versicherten oder Medicproof bei privat Versicherten mit der Begutachtung.

💡 Vorbereitungstipps:

- **Pflegetagebuch führen:** Dokumentieren Sie über mindestens zwei Wochen hinweg täglich alle Unterstützungsleistungen, die benötigt werden.
- **Unterlagen sammeln:** Bereiten Sie aktuelle ärztliche Befunde, Medikamentenpläne und Entlassungsberichte vor.
- **Angehörige einbeziehen:** Sorgen Sie dafür, dass pflegende Angehörige oder Pflegepersonen beim Begutachtungstermin anwesend sind.

🔎 3. Die Begutachtung:

Die Begutachtung erfolgt in der Regel im häuslichen Umfeld und dauert etwa 30 bis 90 Minuten. Der Gutachter bewertet die Selbstständigkeit in sechs Lebensbereichen:

- **Mobilität:** Bewegungsfähigkeit im Alltag
- **Kognitive und kommunikative Fähigkeiten:** Verstehen, Sprechen, Orientierung
- **Verhaltensweisen und psychische Problemlagen:** Umgang mit psychischen Belastungen
- **Selbstversorgung:** Körperpflege, Ernährung, Toilettengänge

- **Bewältigung von und selbstständiger Umgang mit krankheits- oder therapiebedingten Anforderungen:** Medikamenteneinnahme, Arztbesuche
- **Gestaltung des Alltagslebens und sozialer Kontakte:** Tagesstrukturierung, soziale Interaktion

Jeder Bereich wird mit Punkten bewertet. Die Gesamtpunktzahl (gewichtete Punkte) entscheidet über die Einstufung in einen der fünf Pflegegrade:

- **Pflegegrad 1:** 12,5 bis unter 27 Punkte
- **Pflegegrad 2:** 27 bis unter 47,5 Punkte
- **Pflegegrad 3:** 47,5 bis unter 70 Punkte
- **Pflegegrad 4:** 70 bis unter 90 Punkte
- **Pflegegrad 5:** 90 bis 100 Punkte

📫 4. Bescheid der Pflegekasse:
Die Pflegekasse muss innerhalb von 25 Arbeitstagen nach Antragseingang einen schriftlichen Bescheid über den Pflegegrad erteilen. Bei Verzögerungen besteht unter bestimmten Voraussetzungen Anspruch auf eine Entschädigung von 70 € pro angefangene Woche der Verspätung.

⚖ 5. Widerspruch bei Ablehnung oder zu niedriger Einstufung:
Sollten Sie mit dem Bescheid nicht einverstanden sein, können Sie innerhalb eines Monats Widerspruch einlegen. Fügen Sie dem Widerspruch zusätzliche medizinische Unterlagen oder ein detailliertes Pflegetagebuch bei, um Ihren Standpunkt zu untermauern.

💡 **Tipps für eine erfolgreiche Antragstellung:**

- **Frühzeitig handeln:** Stellen Sie den Antrag so früh wie möglich, um rückwirkende Leistungen zu sichern.
- **Ehrlich sein:** Beschönigen Sie den Pflegebedarf nicht; eine realistische Darstellung ist entscheidend.
- **Beratung nutzen:** Ziehen Sie Pflegeberater oder Sozialverbände hinzu, um Unterstützung im Antragsprozess zu erhalten.

◈ 3.4. Geld & Leistungen im Überblick

Die Pflegeversicherung bietet finanzielle Unterstützung für pflegebedürftige Personen, abhängig vom anerkannten Pflegegrad. Zum 1. Januar 2025 wurden die Pflegeleistungen um 4,5 % erhöht.

🏠 Pflegegeld (Häusliche Pflege durch Angehörige)

Pflegegeld wird gewährt, wenn die Pflege zu Hause durch Angehörige, Freunde oder ehrenamtliche Helfer erfolgt. Die Höhe des Pflegegeldes richtet sich nach dem Pflegegrad:

Pflegegrad	Pflegegeld pro Monat (ab 2025)
2	347 €
3	599 €
4	800 €
5	990 €

❗ **Wichtiger Hinweis:** Bei Pflegegrad 1 besteht kein Anspruch auf Pflegegeld.

🧑⚕️ Pflegesachleistungen (professionelle Pflege durch einen Pflegedienst):

Pflegesachleistungen werden erbracht, wenn ein ambulanter Pflegedienst die Pflege übernimmt. Die Pflegekasse rechnet direkt mit dem Pflegedienst ab. Die monatlichen Höchstbeträge ab 2025 sind:

Pflegegrad	**Pflegesachleistung pro Monat (ab 2025)**
2	796 €
3	1.497 €
4	1.859 €
5	2.299 €

❗ **Wichtiger Hinweis:** Bei Pflegegrad 1 besteht kein Anspruch auf Pflegesachleistungen.

🔄 Kombinationsleistung:

Wenn sowohl Angehörige als auch ein ambulanter Pflegedienst in die Pflege eingebunden sind, kann eine Kombination aus Pflegegeld und Pflegesachleistungen in Anspruch genommen werden. Dabei wird das **Pflegegeld anteilig** entsprechend der nicht ausgeschöpften Sachleistungen **gezahlt**.

💡 Weitere Leistungen:

- **Entlastungsbetrag:** Alle Pflegebedürftigen ab Pflegegrad 1 haben Anspruch auf einen monatlichen

Entlastungsbetrag von zzt. 131 € zur Unterstützung im Alltag.

- **Pflegehilfsmittel:** Für zum Verbrauch bestimmte Pflegehilfsmittel stehen monatlich bis zu 42 € zur Verfügung.
- **Verhinderungs- und Kurzzeitpflege:** Ab Juli 2025 wird ein gemeinsames Jahresbudget von 3.539 € eingeführt, das flexibel für Verhinderungs- und Kurzzeitpflege genutzt werden kann. Die bisherige Vorpflegezeit von 6 Monaten entfällt.
- **Tages- und Nachtpflege:** Zusätzliche Leistungen für teilstationäre Pflegeeinrichtungen, abhängig vom Pflegegrad
- **Wohnumfeldverbessernde Maßnahmen:** Zuschüsse von bis zu 4.180 € pro Maßnahme zur Anpassung des Wohnraums an die Bedürfnisse Pflegebedürftiger, z. B. Treppenlift, Badumbau, Rampe

Fazit:
Die Pflegeversicherung bietet finanzielle Unterstützung und Sachleistungen für Menschen, die aufgrund gesundheitlicher Einschränkungen dauerhaft auf Hilfe angewiesen sind.

PFLEGEHILFSMITTEL (ALLTAGSERLEICHTERUNG MIT SYSTEM)

Alle Pflegebedürftigen mit einem anerkannten Pflegegrad (1 bis 5), die zu Hause gepflegt werden, haben Anspruch auf die Versorgung mit Pflegehilfsmitteln. Pflegehilfsmittel sind speziell entwickelte Produkte, die den Pflegealltag erleichtern, die Selbstständigkeit fördern und die häusliche Pflege sicherer machen. Sie sind ein wichtiger Bestandteil der Pflegeversorgung, sowohl für Betroffene als auch für pflegende Angehörige.

Pflegehilfsmittel lassen sich in zwei Kategorien unterteilen:

- **Zum Verbrauch bestimmte Pflegehilfsmittel:** Dazu gehören Einmalhandschuhe, Desinfektionsmittel, Bettschutzeinlagen etc. **Monatliche Pauschale:** Bis zu 42 € werden von der Pflegekasse übernommen.
- **Technische Pflegehilfsmittel:** Beispielsweise Pflegebetten, Hausnotrufsysteme oder Lagerungshilfen. **Kostenübernahme:** In der Regel leihweise Bereitstellung durch die Pflegekasse; ggf. Zuzahlung von maximal 25 €, bei Hausnotruf bitte Angebote einholen.

🔎 **Hinweis:** Für die Beantragung von Pflegehilfsmitteln ist keine ärztliche Verordnung erforderlich; der Antrag kann direkt bei der Pflegekasse gestellt werden und erfolgt meist in Zusammenarbeit mit einem Sanitätshaus.

💡 **Tipp:** Viele Anbieter bieten ein sogenanntes „Pflegehilfsmittel-Paket" an, das automatisch jeden Monat nach Hause geliefert wird, ganz ohne Zuzahlung.

🔎 **Warum Pflegehilfsmittel wichtig sind:**

- Erleichterung der täglichen Pflege (z. B. beim Waschen, Lagern, Mobilisieren)
- Schutz vor Infektionen und Hauterkrankungen
- Erhalt der Selbstständigkeit

Wichtig 2025: Viele Pflegekassen bieten digitale Anträge und eine Online-Auswahlhilfe für Pflegehilfsmittel an. Informieren Sie sich direkt bei Ihrer Kasse!

Besonderheiten bei Lymph- und Lipödemen

Lymphödeme und Lipödeme sind chronische Erkrankungen, die den Alltag der Betroffenen erheblich beeinträchtigen können. Trotzdem werden sie bei der Beantragung eines Pflegegrades oft nicht angemessen berücksichtigt. Es ist daher wichtig, die spezifischen Herausforderungen dieser Erkrankungen im Antragsprozess hervorzuheben.

Warum besteht Anspruch auf einen Pflegegrad?

Die Pflegeversicherung gewährt Leistungen, wenn die Selbstständigkeit einer Person dauerhaft beeinträchtigt ist. Bei Lymph- und Lipödemen können folgende Faktoren zu einer solchen Beeinträchtigung führen:

- **Einschränkung der Mobilität:** Schwellungen und Schmerzen können das Gehen und Stehen erschweren.
- **Selbstversorgung:** Das Anlegen von Kompressionsstrümpfen oder -bandagen erfordert oft Hilfe.
- **Körperpflege:** Hautpflege und Hygiene können aufgrund der Schwellungen und Schmerzen schwierig sein.
- **Therapiebedingte Anforderungen:** Regelmäßige Lymphdrainagen und andere Therapien erfordern Organisation und Unterstützung.

Diese Aspekte können eine erhebliche Einschränkung der Selbstständigkeit bedeuten und somit einen Pflegegrad rechtfertigen.

Worauf ist beim Antrag besonders zu achten?

Da Lymph- und Lipödeme oft nicht als klassische Pflegebedürftigkeit wahrgenommen werden, ist es wichtig, den Antrag sorgfältig vorzubereiten:

- **Pflegetagebuch führen:** Dokumentieren Sie über mindestens sieben Tage hinweg alle Unterstützungsleistungen, die benötigt werden.
- **Medizinische Unterlagen sammeln:** Sammeln Sie ärztliche Atteste, Therapiepläne und Fotos, die den Pflegebedarf belegen.
- **Anwesenheit bei der Begutachtung:** Stellen Sie sicher, dass eine vertraute Person beim Begutachtungstermin anwesend ist, um den Pflegebedarf zu erläutern.
- **Realistische Darstellung:** Beschönigen Sie den Pflegebedarf nicht. Zeigen Sie ehrlich auf, welche Unterstützung im Alltag notwendig ist.

Diese Aspekte sollten **explizit im Pflegetagebuch und im Gespräch mit dem MD benannt werden.** Oft werden sie sonst unterschätzt!

Beispiel: Frau M., 58 Jahre, Lipödem Stadium III

Frau M. lebt seit vielen Jahren mit einem fortgeschrittenen Lipödem. Besonders morgens fällt es ihr schwer, die Kompressionskleidung alleine anzuziehen. Auch ihre Mobilität ist zunehmend eingeschränkt, längeres Stehen oder Treppensteigen wird zur Belastung. Nach einem anstrengenden Alltag bleibt ihr kaum Kraft für Haushalt oder Einkauf.

Sie stellte einen Antrag auf Pflegegrad – zunächst mit Skepsis.

Doch gemeinsam mit ihrer Tochter dokumentierte sie ihren tatsächlichen Unterstützungsbedarf im Alltag, vor allem bei der Körperpflege und im Haushalt. Beim Besuch durch den Medizinischen Dienst schilderte sie offen, wo ihre Grenzen liegen, auch wenn sie sich dabei überwinden musste.

Am Ende wurde ihr Pflegegrad 1 bewilligt.

Mit dem monatlichen Entlastungsbetrag kann sie nun eine Haushaltshilfe engagieren, die sie bei den Aufgaben unterstützt, die ihr schwerfallen.

Sie sagt: *„Ich habe lange gezögert, weil ich mich nicht als pflegebedürftig sah. Heute weiß ich: Unterstützung anzunehmen bedeutet, Verantwortung für sich selbst zu übernehmen."*

☑ Checkliste: Pflegegrad erfolgreich beantragen

Schritt	Maßnahme	Status / Notizen
☐	Pflegegrad bei Kasse beantragt	
☐	Pflegetagebuch geführt	
☐	Arztberichte und Kompressionspläne bereitgehalten	
☐	MD-Termin vorbereitet (ggf. Unterstützung dabei)	
☐	Bescheid erhalten / ggf. Widerspruch vorbereitet	
☐	Leistungen eingerichtet (Pflegedienst, Hilfsmittel)	

👩 Beispiel: Frau V., 72 Jahre, Lymphödem und Arthrose

Frau V. lebt alleine in einer Mietwohnung im zweiten Stock. Sie leidet an einem chronischen Lymphödem in den Beinen und fortgeschrittener Arthrose in den Händen und Knien. Das Duschen und Anziehen fällt ihr zunehmend schwer. Oft braucht sie dafür sehr viel Zeit und muss sich anschließend ausruhen. Auch der Haushalt überfordert sie an manchen Tagen.

Auf Anraten ihrer Hausärztin stellte sie einen Antrag auf Pflegegrad.

Beim Besuch des Gutachters vom Medizinischen Dienst wurde deutlich, dass Frau Mertens regelmäßig Hilfe bei der

Grundpflege benötigt, insbesondere beim Duschen und bei der Körperhygiene. Zusätzlich zeigte sich ihr Unterstützungsbedarf im Bereich Haushaltsführung und Mobilität im Wohnumfeld.

Sie erhielt Pflegegrad 2.

Mit den Pflegesachleistungen organisiert sie nun regelmäßig eine ambulante Pflegekraft, die ihr beim Duschen hilft. Außerdem nutzt sie einen Teil der Leistung für eine Alltagshilfe.

Ihr Fazit: *„Ich hätte nie gedacht, dass ich so erleichtert bin, wenn jemand einfach nur da ist, um mir beim Start in den Tag zu helfen."*

Fazit: Ihre Pflegekasse kann viel mehr leisten, als Sie denken!

Ein Pflegegrad bringt nicht nur Geld, sondern eine **echte Entlastung für den Alltag**, gerade bei chronischen Erkrankungen. Ob Einkaufshilfe, Kompressionspflege oder Haushalt – mit den richtigen Informationen können Sie Ihre Ansprüche durchsetzen und Ihre Lebensqualität steigern.

KAPITEL 4

📖 BERUFLICHE REHABILITATION & ERWERBSMINDERUNG – CHANCEN AUF NEUE WEGE

Dieses Kapitel zeigt Ihnen, wie Sie mit den richtigen Anträgen und Maßnahmen **beruflich entlastet, neu orientiert oder abgesichert** werden können, von der **Rehabilitation** bis zur **Erwerbsminderungsrente**.

⚖ 4.1. IHRE RECHTE BEI BERUFLICHER BELASTUNG

Wenn gesundheitliche Einschränkungen die Ausübung des Berufs erschweren oder unmöglich machen, stehen Ihnen in Deutschland verschiedene Unterstützungsleistungen zu. Diese sollen Ihre Erwerbsfähigkeit erhalten oder wiederherstellen und Ihnen eine selbstbestimmte Teilhabe am Arbeitsleben ermöglichen.

🏥 MEDIZINISCHE REHABILITATION – GESUNDHEIT STÄRKEN, TEILHABE SICHERN

Die medizinische Rehabilitation ist ein zentrales Instrument des deutschen Sozialversicherungssystems, um Menschen nach Krankheit, Unfall oder mit chronischen Beschwerden dabei zu unterstützen, ihre Gesundheit zu stabilisieren und ihre Teilhabe am gesellschaftlichen und beruflichen Leben zu erhalten oder wiederzuerlangen. Sie verfolgt das Prinzip „Reha vor Rente" und zielt darauf ab, Pflegebedürftigkeit oder Erwerbsminderung zu verhindern.

🎯 Ziele der medizinischen Reha:

Die medizinische Rehabilitation hat das Ziel, die körperliche, psychische und soziale Gesundheit der Patientinnen und Patienten zu verbessern. Sie soll helfen, die Selbstständigkeit im Alltag zu fördern, die Erwerbsfähigkeit zu erhalten beziehungsweise wiederherzustellen und die Lebensqualität zu steigern. Dies geschieht durch individuell abgestimmte Therapiepläne, die verschiedene Behandlungsansätze kombinieren.

Typische Indikationen:

Eine medizinische Rehabilitation kann bei einer Vielzahl von Erkrankungen und Zuständen indiziert sein, darunter:

- Orthopädische Erkrankungen (z. B. Rückenleiden, Gelenkerkrankungen)
- Kardiologische Erkrankungen (z. B. nach Herzinfarkt)
- Neurologische Erkrankungen (z. B. nach Schlaganfall)
- Onkologische Erkrankungen (z. B. nach Krebsbehandlung)
- Psychische Erkrankungen (z. B. Depressionen, Angststörungen)
- Chronische Erkrankungen (z. B. Diabetes, COPD, Lymphödem, Lipödem)

🏥 Träger und Zuständigkeiten:

Die Zuständigkeit für die medizinische Rehabilitation liegt bei verschiedenen Sozialversicherungsträgern:

- **Deutsche Rentenversicherung (DRV):** Sie ist zuständig, wenn die Reha der Wiederherstellung oder Erhaltung der Erwerbsfähigkeit dient.
- **Gesetzliche Krankenversicherung (GKV):** Sie ist zuständig, wenn keine vorrangige Zuständigkeit der DRV besteht, insbesondere bei nicht erwerbstätigen Personen, oder wenn die Reha zur Vermeidung von Pflegebedürftigkeit erforderlich ist.

Die Leistungen können ambulant oder stationär erbracht werden, abhängig von der individuellen Situation und dem medizinischen Bedarf.

📝 Antragstellung und Ablauf:

Der Antrag auf medizinische Rehabilitation wird in der Regel von der behandelnden Ärztin oder dem behandelnden Arzt initiiert. Die Antragsformulare sind bei den zuständigen Trägern erhältlich oder können online ausgefüllt werden. Nach Einreichung des Antrags erfolgt eine Prüfung durch den Träger, ggf. unter Einbeziehung des Medizinischen Dienstes. Bei Bewilligung wird die geeignete Reha-Einrichtung ausgewählt, wobei das Wunsch- und Wahlrecht der Versicherten berücksichtigt wird.

📅 Dauer und Zuzahlung:

Die Dauer einer medizinischen Reha beträgt in der Regel drei Wochen, kann jedoch bei medizinischer Notwendigkeit verlängert werden. Versicherte müssen eine gesetzlich festgelegte Zuzahlung leisten, die abhängig vom Träger und der Art der Reha ist. Bei der DRV beträgt die Zuzahlung derzeit 10 € pro Tag für stationäre Leistungen.

Nachsorge und Integration:
Nach Abschluss der Reha können Nachsorgeleistungen wie ambulante Therapien, Rehabilitationssport oder berufliche Wiedereingliederungsmaßnahmen folgen, um den Rehabilitationserfolg zu sichern und die Integration in den Alltag und das Berufsleben zu unterstützen.

Die medizinische Rehabilitation ist ein wichtiger Baustein im Gesundheitswesen, der dazu beiträgt, die Selbstständigkeit und Lebensqualität von Menschen mit gesundheitlichen Einschränkungen zu fördern und ihre Teilhabe am gesellschaftlichen Leben zu sichern.

Berufliche Rehabilitation

Wenn Ihre gesundheitliche Situation Ihre aktuelle Arbeit erschwert oder unmöglich macht, kann die **berufliche Rehabilitation** Ihnen helfen, neue Perspektiven zu finden oder an den alten Arbeitsplatz zurückzukehren – angepasst an Ihre Fähigkeiten.

Diese Leistungen sind möglich:

- Umschulungen, Weiterbildungen
- Technische Hilfsmittel (z. B. orthopädischer Stuhl, Stehhilfen)
- Fahrkosten zur Arbeit
- Arbeitsassistenz oder Eingliederungszuschüsse für Arbeitgeber
- Maßnahmen zur Arbeitsplatzerhaltung

💡 **Ziel:** Sie sollen wieder dauerhaft erwerbsfähig sein – in einem Beruf, der zu Ihrer Situation passt.

🏢 **Zuständige Träger:**

- **Deutsche Rentenversicherung (DRV):** Wenn Sie mindestens 15 Jahre Beiträge gezahlt haben oder Rente beantragt haben.
- **Agentur für Arbeit:** Wenn Sie kürzer versichert sind.
- **Berufsgenossenschaft:** Bei Arbeitsunfällen oder Berufskrankheiten

❗ **Wichtig:** Der Antrag muss **gestellt werden, bevor Sie kündigen oder Rente beantragen**.

🔎 BERATUNG & FÖRDERUNG

Ab 2025 wurden die Zuständigkeiten für die Förderung beruflicher Rehabilitation neu strukturiert. Die Agenturen für Arbeit sind nun zentraler Ansprechpartner für:

- Beratung zu Rehabilitationsmaßnahmen
- Ausstellung von Bildungsgutscheinen
- Koordination von Maßnahmen zur beruflichen Wiedereingliederung

Diese Veränderungen sollen den Zugang zu Unterstützungsleistungen vereinfachen und die Prozesse effizienter gestalten.

Vergleichstabelle:

Merkmal	Medizinische Rehabilitation	Berufliche Rehabilitation (LTA)
Hauptziel	Wiederherstellung der Gesundheit	Wiederherstellung der Erwerbsfähigkeit
Maßnahmen	Therapien, medizinische Behandlungen	Umschulungen, Arbeitsplatzanpassungen
Durchführung	Rehabilitationskliniken, ambulante Einrichtungen	Berufsförderungswerke, Bildungsträger
Zuständige Träger	Rentenversicherung, Krankenkassen, Unfallversicherung	Rentenversicherung, Agentur für Arbeit, Unfallversicherung
Dauer	In der Regel 3 Wochen	Je nach Maßnahme mehrere Monate bis 2 Jahre
Finanzielle Unterstützung	Übergangsgeld, Fahrkosten, Unterkunftskosten	Übergangsgeld, Ausbildungskosten, Hilfsmittel

Fazit:

Die medizinische und die berufliche Rehabilitation sind eng miteinander verknüpft und ergänzen sich gegenseitig. Während die medizinische Rehabilitation die gesundheitlichen Voraussetzungen für eine Erwerbstätigkeit schafft, zielt die berufliche Rehabilitation darauf ab, die berufliche Integration zu ermöglichen oder zu erleichtern. Eine frühzeitige und koordinierte Planung beider Maßnahmen erhöht die Erfolgschancen für eine nachhaltige Rückkehr ins Berufsleben erheblich.

Tipp: Im Widerspruchsfall lohnt sich die Unterstützung durch einen Sozialverband (z. B. VdK).

4.2. ERWERBSMINDERUNGSRENTE BEANTRAGEN – WENN NICHTS MEHR GEHT

Wenn Ihre gesundheitliche Situation es Ihnen dauerhaft unmöglich macht, mindestens drei Stunden täglich zu arbeiten, haben Sie unter bestimmten Voraussetzungen Anspruch auf eine Erwerbsminderungsrente. Dieser Leitfaden hilft Ihnen dabei, den Antrag korrekt und vollständig zu stellen, um Ihre Chancen auf eine Bewilligung zu erhöhen.

UNTERLAGEN, NACHWEISE & TIPPS

Die Erwerbsminderungsrente bietet finanzielle Unterstützung für Personen, die aufgrund gesundheitlicher Einschränkungen nicht mehr oder nur eingeschränkt erwerbstätig sein können. Um Anspruch auf diese Leistung zu haben, müssen folgende Voraussetzungen erfüllt sein:

Voraussetzungen für den Anspruch:
Um eine Erwerbsminderungsrente zu erhalten, müssen folgende Bedingungen erfüllt sein:

- **1. Gesundheitliche Einschränkung:** Sie können aus gesundheitlichen Gründen auf unbestimmte Zeit weniger als drei Stunden täglich arbeiten. Nicht nur im erlernten Beruf, sondern für jede Tätigkeit auf dem **allgemeinen Arbeitsmarkt**.

- **2. Versicherungsrechtliche Voraussetzungen:**
    - Allgemeine Wartezeit: Mindestens fünf Jahre Mitgliedschaft in der gesetzlichen Rentenversicherung (allgemeine Wartezeit)
    - Pflichtbeiträge: Mindestens 36 Monate Pflichtbeiträge für eine versicherte Beschäftigung oder Tätigkeit innerhalb der letzten fünf Jahre vor Eintritt der Erwerbsminderung
- 3. Ihre Erwerbsfähigkeit ist dauerhaft eingeschränkt.
- 4. Es liegt ein **medizinisches Gutachten** der DRV vor.
- 5. Alle anderen Reha-Möglichkeiten wurden geprüft.

💡 **Tipp:** Nutzen Sie den Reha-Leitsatz der DRV: „Reha vor Rente" – wer eine Reha anstrebt, erhöht seine Chance auf Unterstützung.

📝 **Benötigte Unterlagen für den Antrag:**
Bereiten Sie folgende Dokumente vor, um Ihren Antrag vollständig einzureichen:

- **Gültiger Personalausweis oder Reisepass**
- **Bankverbindung** (IBAN/BIC)
- **Steueridentifikationsnummer**
- **Angaben zur Krankenkasse**
- **Name und Anschrift Ihrer behandelnden Ärzte**
- **Nachweise über Krankenhaus- und Reha-Aufenthalte**

- **Berufsausbildungsnachweise** (z. B. Lehrvertrag, Gesellenbrief)
- **Nachweise über Sozialleistungen** (z. B. Krankengeld, Arbeitslosengeld)
- **Geburtsnachweise für Kinder** (sofern vorhanden)
- **Letzter Versicherungsverlauf der Rentenversicherung** (sofern vorhanden)

📝 Schritt-für-Schritt-Anleitung zur Antragstellung:

1. Antragsformulare beschaffen:

- **Online:** Laden Sie die erforderlichen Formulare von der Webseite der Deutschen Rentenversicherung herunter:
  - R0100– Antrag auf Versichertenrente: *https://www.deutsche-rentenversicherung.de/SharedDocs/Formulare/DE/_pdf/R0100.html*
  - R0210 – Anlage zum Rentenantrag zur Feststellung der Erwerbsminderung: *https://www.deutsche-rentenversicherung.de/SharedDocs/Formulare/DE/_pdf/R0210.html*
  - Optional: R0215 – Selbsteinschätzungsbogen zur Feststellung der Erwerbsminderung *https://www.deutsche-rentenversicherung.de/SharedDocs/Formulare/DE/_pdf/R0215.html*
- **Persönlich:** Alternativ können Sie die Formulare in den Auskunfts- und Beratungsstellen der Deutschen Rentenversicherung oder bei Versichertenältesten erhalten.

2. Formulare ausfüllen:

- **R0100:** Füllen Sie den Hauptantrag sorgfältig aus.
- **R0210:** Geben Sie detaillierte Informationen zu Ihrem Gesundheitszustand und bisherigen Behandlungen an.
- **R0215 (optional):** Dieser Selbsteinschätzungsbogen ermöglicht es Ihnen, Ihre persönliche Sicht auf Ihre Erwerbsfähigkeit darzulegen.

3. Unterlagen zusammenstellen

- **Medizinische Unterlagen:** Aktuelle Arztberichte, Krankenhausentlassungsberichte, Befunde, Reha-Berichte
- **Versicherungsnachweise:** Rentenversicherungsnummer, Nachweise über Beitragszeiten
- **Weitere relevante Dokumente:** Medikamentenpläne, Pflegegradbescheide, Schwerbehindertenausweis

4. Vollständigkeit prüfen

- Stellen Sie sicher, dass alle Formulare vollständig und korrekt ausgefüllt sind.
- Überprüfen Sie, ob alle erforderlichen Unterlagen beigefügt sind.
- Nutzen Sie die Checkliste R0990 zur Kontrolle der eingereichten Unterlagen bei der Deutsche Rentenversicherung:

https://www.deutsche-rentenversicherung.de/SharedDocs/Formulare/DE/_pdf/R0990.html

5. Antrag einreichen

- **Per Post:** Senden Sie die Unterlagen an Ihren zuständigen Rentenversicherungsträger.
- **Online:** Nutzen Sie das Online-Portal der Deutschen Rentenversicherung für die digitale Antragstellung: *https://www.deutsche-rentenversicherung.de/DRV/DE/Online-Services/antrag_stellen.html*
- **Persönlich:** Reichen Sie den Antrag in einer Beratungsstelle der Deutschen Rentenversicherung ein.

6. Begutachtung abwarten

- Nach Eingang des Antrags prüft die Rentenversicherung die medizinischen Unterlagen.
- Gegebenenfalls werden Sie zu einer ärztlichen Untersuchung durch den Medizinischen Dienst der Rentenversicherung eingeladen.

7. Bescheid erhalten

- Sie erhalten einen schriftlichen Bescheid über die Entscheidung.
- Bei Bewilligung wird die Rente in der Regel ab dem Monat der Antragstellung gezahlt.

8. Beratung nutzen

- Ziehen Sie eine Beratung durch die Deutsche Rentenversicherung, Versichertenälteste oder einen Sozialverband in Betracht, um Unterstützung beim Ausfüllen des Antrags zu erhalten.

Hinweis: Es ist wichtig, alle Angaben wahrheitsgemäß und vollständig zu machen. Unvollständige oder falsche Angaben können zu Verzögerungen oder Ablehnung des Antrags führen.

Für weitere Informationen und Unterstützung können Sie sich an das kostenlose Servicetelefon der Deutschen Rentenversicherung wenden: 0800 1000 4800.

🔎 **Arten der Rente:**

Art	Voraussetzung	Leistung
Teilweise Erwerbsminderung	Sie können noch 3–6 Std. täglich arbeiten.	Ca. 50 % der Vollrente
Volle Erwerbsminderung	Sie können nur noch unter 3 Std. täglich arbeiten.	100 % der Erwerbsminderungsrente

🔎 **Grundsätzlich gilt:** Erwerbsfähigkeit auf dem **allgemeinen Arbeitsmarkt** zählt, also auch leichte oder fremde Tätigkeiten.

◈ 4.3. Was Ihnen zusteht – Und was tun bei Ablehnung

Wenn gesundheitliche Einschränkungen Ihre Erwerbsfähigkeit dauerhaft beeinträchtigen, haben Sie unter bestimmten Voraussetzungen Anspruch auf eine Erwerbsminderungsrente. Doch was passiert, wenn Ihr Antrag abgelehnt wird? Hier erfahren Sie, welche Leistungen Ihnen zustehen und wie Sie bei einer Ablehnung vorgehen können.

Ihre Ansprüche bei Erwerbsminderung:
Die Höhe der Erwerbsminderungsrente hängt von verschiedenen Faktoren ab, darunter die Dauer Ihrer Beitragszahlungen zur gesetzlichen Rentenversicherung und die Höhe Ihrer bisherigen Einkommen. Ab Juli 2025 wird die Erwerbsminderungsrente um 3,5 % erhöht, was rund drei Millionen Menschen in Deutschland zugutekommt.

Zusätzlich gelten ab 2025 folgende **Hinzuverdienstgrenzen:**

- **Volle Erwerbsminderung**: Bis zu 19.661 € brutto jährlich können hinzuverdient werden, ohne dass die Rente gekürzt wird.
- **Teilweise Erwerbsminderung**: Die Grenze liegt bei 39.322 € brutto jährlich.

Hinweis: Bei Überschreiten dieser Grenzen kann es zu Rentenkürzungen kommen.

Zuschläge für Bestandsrentner:
Ab Dezember 2025 erhalten Rentner, deren Erwerbsminderungsrente zwischen Januar 2001 und Dezember 2018 be-

gann, einen **Zuschlag** von 4,5 % bis 7,5 % auf ihre Rente. Die genaue Höhe hängt vom Rentenbeginn ab.

✕ Häufige Gründe für Ablehnungen:
Etwa jeder zweite Antrag auf Erwerbsminderungsrente wird abgelehnt. Häufige Ablehnungsgründe sind:

- Die Rentenversicherung sieht keine ausreichende Minderung der Erwerbsfähigkeit.
- Es liegen nur unvollständige oder unzureichende medizinische Unterlagen vor.
- Die versicherungsrechtlichen Voraussetzungen sind nicht erfüllt.

✕ Widerspruch einlegen – so geht's:
Wenn Ihr Antrag abgelehnt wurde, haben Sie das Recht, innerhalb eines Monats Widerspruch einzulegen. Der Widerspruch kann schriftlich oder online über das Kundenportal der Deutschen Rentenversicherung erfolgen.

💡 Tipps für den Widerspruch:

- Fügen Sie aktuelle und detaillierte medizinische Gutachten bei.
- Beschreiben Sie konkret, wie Ihre gesundheitlichen Einschränkungen Ihre Arbeitsfähigkeit beeinflussen.
- Lassen Sie sich bei Bedarf von einem Fachanwalt für Sozialrecht oder einem Sozialverband wie dem VdK unterstützen.

🏛 **Klage vor dem Sozialgericht:**
Wird auch der Widerspruch abgelehnt, können Sie Klage beim Sozialgericht einreichen. Dabei entstehen keine Gerichtskosten. Das Gericht beauftragt in der Regel einen unabhängigen Gutachter, dessen Einschätzung maßgeblich für die Entscheidung ist.

🧭 **Fazit:**
Eine Ablehnung der Erwerbsminderungsrente ist nicht das Ende des Weges. Mit einem gut begründeten Widerspruch und gegebenenfalls einer Klage vor dem Sozialgericht können Sie Ihre Ansprüche durchsetzen. Nutzen Sie die verfügbaren Ressourcen und lassen Sie sich beraten, um Ihre Rechte zu wahren.

BEISPIEL: HERR W., 45 JAHRE, CHRONISCHES FATIGUE-SYNDROM NACH LONG COVID

Herr W. arbeitete über 20 Jahre als IT-Fachmann im Schichtdienst. Nach einer COVID-19-Erkrankung entwickelte er eine postvirale Fatigue, die ihn massiv einschränkte: Er konnte sich kaum konzentrieren, war dauerhaft erschöpft und häufig überreizt. An einen normalen Arbeitstag war nicht mehr zu denken.

Nach mehreren Krankschreibungen empfahl ihm seine Hausärztin eine medizinisch-berufliche Reha.

Die Rentenversicherung genehmigte den Antrag – zunächst mit Skepsis auf seiner Seite. Doch in der Reha-Klinik lernte Herr W. seine Grenzen besser kennen und entwickelte gemeinsam mit dem Sozialdienst realistische Perspektiven für einen Wiedereinstieg.

Er nahm an einem beruflichen Belastungserprobungsprogramm teil, das ihn auf eine **Tätigkeit im Homeoffice mit flexibler Zeiteinteilung** vorbereitete. Heute arbeitet er in Teilzeit als IT-Berater auf Honorarbasis, mit mehr Eigenverantwortung und einem besseren Gefühl für seine Gesundheit.

◈ 4.4. Erwerbsminderung bei Lymph- & Lipödemen

Viele Betroffene empfinden es als unfair, dass ihre Erkrankung **nicht als „schwerwiegend" genug** eingestuft wird – obwohl Schmerzen, Erschöpfung, Therapien und psychische Belastungen sie massiv einschränken.

🔎 **Rechtliche Entwicklung 2025:**
Es gibt erste anerkannte Fälle von Erwerbsminderung bei fortgeschrittenen Lipödemen – insbesondere bei Begleiterkrankungen wie Depression, Adipositas oder orthopädischen Problemen.

💡 **Empfehlung:** Dokumentieren Sie täglich Ihre Einschränkungen, legen Sie Befunde, Therapieberichte, Reha-Entlassungsberichte und ein persönliches Belastungstagebuch bei.

☑ CHECKLISTE:
ERWERBSMINDERUNG & REHA BEANTRAGEN

Schritt	Maßnahme	Erledigt
1.	Ärztliche Stellungnahme (Hausarzt/Facharzt) zu gesundheitlichen Einschränkungen einholen	
2.	Antrag auf medizinische Reha oder Erwerbsminderungsrente bei der **Deutschen Rentenversicherung (DRV)** stellen (möglichst online über das eService-Portal der DRV)	
3.	Alle aktuellen **Befunde, Diagnosen und Therapieberichte** beilegen (z. B. Krankenhausentlassungsberichte, lymphologische Gutachten, Psychotherapie-Protokolle)	
4.	Optional: **Wunschklinik** angeben (§ 9 SGB IX – Wunsch- und Wahlrecht)	
5.	Einladung zur **Begutachtung durch den Ärztlichen Dienst** oder den **Medizinischen Dienst der DRV** wahrnehmen	
6.	Bescheid abwarten: Reha- oder Rentenbescheid genau prüfen (Bewilligung oder Ablehnung?)	
7.	Ggf. **innerhalb eines Monats Widerspruch** einlegen (schriftlich, mit Begründung und ggf. neuen Unterlagen)	
8.	Unterstützung durch **VdK**, **Sozialverband Deutschland**, **Patientenbera-**	

Schritt	Maßnahme	Erledigt
	tung, **Anwalt für Sozialrecht** in Anspruch nehmen	

Zusätzliche Tipps:

- **Frühzeitig beginnen**: Die Bearbeitung bei der DRV kann bis zu 3 Monate dauern. Eine frühzeitige Antragstellung ist wichtig – gerade bei drohendem Arbeitsplatzverlust.
- **Digital beantragen**: Über das DRV-Onlineportal (www.eservice-drv.de) können Reha- und Rentenanträge schneller eingereicht und bearbeitet werden.
- **Gespräch mit dem Arbeitgeber**: Bei Reha-Maßnahmen berufstätiger Personen kann ein offenes Gespräch über betriebliche Wiedereingliederung sinnvoll sein.

Beispiel: Frau L., 52 Jahre, Lipödem und depressive Episode

Frau L. war als Lehrerin tätig und litt bereits seit Jahren unter Lipödem-Beschwerden, die durch ihren bewegungsarmen Berufsalltag verstärkt wurden. Die chronischen Schmerzen und das Gefühl, nicht ernst genommen zu werden, führten schließlich zu einer depressiven Episode. Nach mehreren Krankschreibungen folgte die Kündigung im gegenseitigen Einvernehmen.

Sie stellte einen Antrag auf Erwerbsminderungsrente, der zunächst abgelehnt wurde.

Gemeinsam mit ihrem Arzt und einem Sozialverband legte sie Widerspruch ein – mit Erfolg. Ein neues Gutachten bestätigte, dass sie unter den aktuellen Bedingungen dauerhaft nur noch weniger als drei Stunden täglich arbeiten konnte. **Sie erhielt die volle Erwerbsminderungsrente.**

Parallel informierte sie sich über berufliche Reha-Angebote und fand über eine Integrationsfachkraft der Agentur für Arbeit eine neue Aufgabe: Heute engagiert sie sich ehrenamtlich in der Selbsthilfe und hält Vorträge über das Leben mit Lipödem – in ihrem eigenen Tempo.

Fazit:

Ob Reha, Umschulung oder Rente – wenn die Arbeit durch Ihre Erkrankung beeinträchtigt wird, haben Sie **mehr Möglichkeiten, als Sie denken**. Mit dem richtigen Antrag, medizinischer Begründung und ein wenig Hartnäckigkeit können Sie Ihre Existenz sichern – und wieder neue berufliche oder private Wege gehen.

Kapitel 5

📓 Steuern & Freibeträge – So sparen Sie als chronisch kranke Person

Wer mit einer chronischen Erkrankung lebt, hat nicht nur medizinische Herausforderungen zu meistern, sondern oft auch erhöhte finanzielle Belastungen. Viele Betroffene wissen jedoch nicht, dass sie **steuerliche Vorteile und finanzielle Entlastungen nutzen können**, die ihnen gesetzlich zustehen.

In diesem Kapitel erfahren Sie, welche **Freibeträge, Pauschalen und Absetzmöglichkeiten** es gibt und wie Sie diese ganz einfach für sich beantragen. Denn: Jeder Euro zählt und die Steuererklärung kann sich für chronisch Kranke richtig lohnen.

◈ 5.1. Steuerliche Vorteile bei chronischer Erkrankung

Chronisch kranke Menschen in Deutschland haben Anspruch auf verschiedene steuerliche Erleichterungen, die darauf abzielen, die finanziellen Belastungen durch ihre Erkrankung zu mindern. Diese Vorteile umfassen insbesondere den **Behinderten-Pauschbetrag**, den **Pflege-Pauschbetrag** sowie die Möglichkeit, **außergewöhnliche Belastungen** und **Nachteilsausgleiche** geltend zu machen.

Der Behinderten-Pauschbetrag ist ein steuerlicher Freibetrag, der die typischen Mehraufwendungen aufgrund einer Behinderung pauschal abdeckt. Die Höhe des Pauschbetrags richtet sich nach dem Grad der Behinderung (GdB) und beträgt im Jahr 2025:

Grad der Behinderung (GdB)	Pauschbetrag (€)
20	384
30	620
40	860
50	1.140
60	1.440
70	1.780
80	2.120
90	2.460
100	2.840
Hilflos/Blind/Taubblind	7.400

Voraussetzungen und Nachweise:

Um den Behinderten-Pauschbetrag in Anspruch zu nehmen, muss die Behinderung durch einen der folgenden Nachweise belegt werden:

- Schwerbehindertenausweis
- Feststellungsbescheid des Versorgungsamtes
- Bescheid der Pflegekasse (bei Pflegegrad 4 oder 5)

Ab dem Veranlagungsjahr 2026 erfolgt der Nachweis vorrangig elektronisch durch eine Datenübermittlung der zuständigen Feststellungsbehörde an das Finanzamt. Papiernachweise werden weiterhin akzeptiert, sofern sie vor dem 1. Januar 2026 ausgestellt wurden und noch gültig sind.

Beantragung in der Steuererklärung:
Der Pauschbetrag wird in der Einkommensteuererklärung in der Anlage „Außergewöhnliche Belastungen" geltend gemacht. Ein Einzelnachweis der tatsächlichen Kosten ist nicht erforderlich. Sollten die tatsächlichen behinderungsbedingten Aufwendungen jedoch höher sein als der Pauschbetrag, können diese alternativ als außergewöhnliche Belastungen mit entsprechenden Belegen geltend gemacht werden.

Übertragung auf Angehörige:
Wenn die behinderte Person keine oder nur geringe steuerpflichtige Einkünfte hat, kann der Pauschbetrag auf Angehörige übertragen werden, sofern diese für die Person Kindergeld oder einen Kinderfreibetrag erhalten. Die Übertragung erfolgt in der Steuererklärung des Angehörigen.

Fahrtkosten-Pauschbetrag:
Zusätzlich zum Behinderten-Pauschbetrag können behinderungsbedingte Fahrtkosten pauschal geltend gemacht werden:

- 900 € jährlich bei GdB ab 80 oder bei GdB ab 70 mit Merkzeichen „G"
- 4.500 € jährlich bei Merkzeichen „aG", „H" oder „Bl"

Diese Pauschalen decken Fahrten ab, die im Zusammenhang mit der Behinderung stehen, wie z. B. Arztbesuche oder Therapien.

Der Behinderten-Pauschbetrag bietet eine steuerliche Entlastung für Menschen mit Behinderung und ihre Angehörigen. Eine sorgfältige Prüfung der individuellen Situation und eine korrekte Angabe in der Steuererklärung sind entscheidend, um die Vorteile vollständig zu nutzen.

PFLEGE-PAUSCHBETRAG

Der Pflege-Pauschbetrag ist eine steuerliche Entlastung für Personen, die unentgeltlich Angehörige oder nahestehende Personen mit Pflegebedarf in häuslicher Umgebung pflegen. Seit 2021 wurde dieser Pauschbetrag gestaffelt und erweitert, um die finanzielle Belastung pflegender Angehöriger besser zu berücksichtigen.

Höhe des Pflege-Pauschbetrags (Stand 2025):

Pflegegrad oder Merkzeichen	Pflege-Pauschbetrag pro Jahr
Pflegegrad 2	600 €
Pflegegrad 3	1.100 €
Pflegegrad 4 oder 5	1.800 €
Merkzeichen „H" (hilflos)	1.800 €

Hinweis: Der Pauschbetrag wird auch dann in voller Höhe gewährt, wenn die Voraussetzungen nicht während des gesamten Kalenderjahres vorlagen. Bei Änderungen des Pflegegrads im Laufe des Jahres gilt der höchste festgestellte Pflegegrad für das gesamte Jahr.

🔎 Voraussetzungen für den Pflege-Pauschbetrag:
Um den Pflege-Pauschbetrag geltend machen zu können, müssen folgende Bedingungen erfüllt sein:

- **Pflegebedürftigkeit:** Die gepflegte Person muss mindestens Pflegegrad 2 haben oder als hilflos gelten (Merkzeichen „H" im Schwerbehindertenausweis).
- **Unentgeltliche Pflege:** Die Pflege muss unentgeltlich erfolgen. Erhält die Pflegeperson Pflegegeld, darf dieses nicht als Einkommen betrachtet werden, es sei denn, es wird vollständig für die Pflege verwendet.
- **Pflege in häuslicher Umgebung:** Die Pflege muss in der Wohnung der pflegebedürftigen Person oder der Pflegeperson stattfinden.
- **Persönliche Pflegeleistung:** Die Pflegeperson muss die Pflege persönlich erbringen. Eine Unterstützung durch ambulante Dienste ist zulässig, solange die Hauptpflege durch die Pflegeperson erfolgt.
- **Steuerliche Identifikationsnummer:** Die steuerliche Identifikationsnummer der gepflegten Person muss in der Steuererklärung angegeben werden.

📝 Eintragung in der Steuererklärung:
Der Pflege-Pauschbetrag wird in der Anlage „Außergewöhnliche Belastungen" der Einkommensteuererklärung eingetragen. Es ist kein Nachweis über die tatsächlichen Pflegekosten erforderlich. Allerdings kann das Finanzamt Nachweise über den Pflegegrad oder das Merkzeichen „H" verlangen.

🔄 **Aufteilung bei mehreren Pflegepersonen:**
Wenn mehrere Personen gemeinsam eine pflegebedürftige Person unentgeltlich pflegen, wird der Pflege-Pauschbetrag anteilig auf die Pflegepersonen aufgeteilt. Die Aufteilung erfolgt gleichmäßig, unabhängig vom individuellen Pflegeaufwand.

🔁 **Alternative – Außergewöhnliche Belastungen:**
Pflegepersonen können alternativ zu dem Pauschbetrag die tatsächlichen Pflegekosten als außergewöhnliche Belastungen geltend machen. Dies ist insbesondere dann sinnvoll, wenn die tatsächlichen Kosten den Pauschbetrag übersteigen. In diesem Fall müssen alle Ausgaben einzeln nachgewiesen werden und es gilt eine zumutbare Eigenbelastung.

🔎 **Abgrenzung zum Behinderten-Pauschbetrag:**

Merkmal	Pflege-Pauschbetrag	Behinderten-Pauschbetrag
Zielgruppe	Pflegende Angehörige	Menschen mit Behinderung
Voraussetzung	Unentgeltliche Pflege ab Pflegegrad 2 oder Merkzeichen „H"	Grad der Behinderung (GdB) ab 20
Höhe des Pauschbetrags	600–1.800 €	384–7.400 €
Eintragung in Steuererklärung	Anlage „Außergewöhnliche Belastungen"	Anlage „Außergewöhnliche Belastungen"
Kombination möglich?	Ja, wenn unterschiedliche Personen betroffen sind	Ja, wenn die Pflegeperson selbst behindert ist

Hinweis: Der Pflege-Pauschbetrag und der Behinderten-Pauschbetrag können nicht für dieselbe Person gleichzeitig geltend gemacht werden.

Der Pflege-Pauschbetrag bietet pflegenden Angehörigen eine steuerliche Entlastung und Anerkennung ihrer wichtigen Arbeit. Es ist ratsam, sich bei Unsicherheiten an einen Steuerberater oder das zuständige Finanzamt zu wenden.

AUSSERGEWÖHNLICHE BELASTUNGEN

Außergewöhnliche Belastungen sind zwangsläufige Ausgaben, die über die üblichen Kosten hinausgehen und die wirtschaftliche Leistungsfähigkeit mindern.

Diese Ausgaben werden in der **Anlage „Außergewöhnliche Belastungen"** der Einkommensteuererklärung eingetragen. Die entsprechenden Zeilen sind:

- **Zeilen 4–19:** Pauschbeträge für Menschen mit Behinderung, Hinterbliebene und Pflegepersonen
- **Zeilen 20–37:** Allgemeine außergewöhnliche Belastungen wie Krankheits-, Pflege- und Bestattungskosten

Neben den Pauschbeträgen können chronisch kranke Menschen auch tatsächlich entstandene Kosten als außergewöhnliche Belastungen geltend machen, sofern diese die zumutbare Eigenbelastung übersteigen. Dazu zählen u. a.:

- **Krankheitskosten:** Zuzahlungen für Medikamente, Arztbesuche, Krankenhausaufenthalte, Heil- und Hilfsmittel

- **Pflegekosten:** Aufwendungen für die Pflege zu Hause oder im Pflegeheim
- **Kurkosten:** Kosten für medizinisch verordnete Kuren
- **Bestattungskosten:** Soweit sie nicht durch den Nachlass gedeckt sind
- **Kosten für behindertengerechte Umbauten:** Anpassungen der Wohnung oder des Fahrzeugs

Diese Aufwendungen müssen durch Belege nachgewiesen und ebenfalls in der Anlage „Außergewöhnliche Belastungen" der Steuererklärung angegeben werden.

🔎 **Grenze:** Die Kosten müssen Ihre zumutbare Eigenbelastung übersteigen (abhängig von Einkommen, Familienstand, Kinderzahl).

💡 **Tipp:** Sammeln Sie alle Belege in einem Ordner, auch Parktickets, Apothekenquittungen, Rezepte.

📉 **Zumutbare Belastung:**
Nicht alle außergewöhnlichen Belastungen wirken sich sofort steuermindernd aus. Es gibt eine sogenannte „zumutbare Belastung", die abhängig ist von:

- **Gesamtbetrag der Einkünfte**
- **Familienstand**
- **Anzahl der Kinder**

Erst wenn die außergewöhnlichen Belastungen diese zumutbare Belastung übersteigen, mindern sie das zu versteuernde Einkommen.

☑ **So beantragen Sie Ihre Steuererleichterungen:**

- 1. Beantragen Sie ggf. einen Schwerbehindertenausweis beim Versorgungsamt.
- 2. Nutzen Sie die Anlage „Außergewöhnliche Belastungen" und „Haushaltsnahe Dienstleistungen" in der Steuererklärung.
- 3. Fügen Sie alle Belege bei oder heben Sie sie für Nachfragen auf.
- 4. Prüfen Sie, ob Pauschbeträge oder Einzelnachweise für Sie günstiger sind.
- 5. Nutzen Sie kostenlose Beratungsangebote oder einen Steuerberater.

NACHTEILSAUSGLEICHE FÜR MENSCHEN MIT BEHINDERUNG

Menschen mit Behinderung haben Anspruch auf verschiedene Nachteilsausgleiche, die finanzielle Entlastungen und Erleichterungen im Alltag bieten. Diese Ausgleiche sind abhängig vom Grad der Behinderung (GdB) und den im Schwerbehindertenausweis eingetragenen Merkzeichen.

🚗 **Kfz-Steuerermäßigung oder -befreiung:**
Je nach Merkzeichen im Schwerbehindertenausweis können folgende Vergünstigungen bei der Kraftfahrzeugsteuer in Anspruch genommen werden:

- **100 % Steuerbefreiung:** Bei Merkzeichen „H" (hilflos), „Bl" (blind) oder „aG" (außergewöhnlich gehbehindert)

- **50 % Steuerermäßigung:** Bei Merkzeichen „G" (erheblich gehbehindert) oder „Gl" (gehörlos); in diesem Fall muss auf die unentgeltliche Beförderung im öffentlichen Nahverkehr verzichtet werden.

Die Steuervergünstigung kann nur für ein Fahrzeug beantragt werden, das auf die schwerbehinderte Person zugelassen ist und überwiegend von ihr genutzt wird. Der Antrag erfolgt beim zuständigen Hauptzollamt.

🚌 Freifahrt im öffentlichen Personennahverkehr (ÖPNV):

Mit bestimmten Merkzeichen besteht Anspruch auf unentgeltliche Beförderung im ÖPNV:

- **Merkzeichen „G", „aG", „H", „Bl" oder „Gl":** Berechtigen zum Erwerb einer Wertmarke für die unentgeltliche Nutzung des ÖPNV
- **Kosten der Wertmarke:** 54 € für ein halbes Jahr oder 103 € für ein ganzes Jahr (Stand: 2025)
- **Kostenlose Wertmarke:** Für Personen mit Merkzeichen „H" oder „Bl" sowie für Empfänger bestimmter Sozialleistungen

Die Wertmarke wird vom Versorgungsamt ausgestellt. Es besteht ein Wahlrecht zwischen der Inanspruchnahme der Freifahrt und der Kfz-Steuerermäßigung; beides gleichzeitig ist nicht möglich.

🅿 Parkerleichterungen:

Personen mit bestimmten Merkzeichen können Parkerleichterungen beantragen:

- **Blauer EU-Parkausweis:** Bei Merkzeichen „aG" oder „Bl". Er berechtigt zum Parken auf Behindertenparkplätzen und gewährt weitere Sonderrechte, wie das Parken im eingeschränkten Halteverbot.
- **Orangefarbener Parkausweis:** Für Personen mit bestimmten gesundheitlichen Einschränkungen ohne die genannten Merkzeichen. Die genauen Voraussetzungen variieren je nach Bundesland.

Der Antrag auf einen Parkausweis ist bei der örtlichen Straßenverkehrsbehörde zu stellen.

📺 Rundfunkbeitragsbefreiung oder -ermäßigung:
Mit dem Merkzeichen „RF" im Schwerbehindertenausweis kann eine Befreiung oder Ermäßigung des Rundfunkbeitrags beantragt werden:

- **Befreiung:** Für blinde, gehörlose oder schwerstbehinderte Menschen, die an öffentlichen Veranstaltungen nicht teilnehmen können
- **Ermäßigung:** Für Personen mit bestimmten gesundheitlichen Einschränkungen

Der Antrag ist beim Beitragsservice von ARD, ZDF und Deutschlandradio zu stellen.

📄 Beantragung der Nachteilsausgleiche:
Die Nachteilsausgleiche müssen bei den jeweils zuständigen Stellen beantragt werden:

- **Versorgungsamt:** Für die Ausstellung des Schwerbehindertenausweises und die Eintragung der Merkzeichen

- **Hauptzollamt:** Für die Kfz-Steuervergünstigung
- **Straßenverkehrsbehörde:** Für Parkerleichterungen
- **Beitragsservice von ARD, ZDF und Deutschlandradio:** Für die Rundfunkbeitragsbefreiung oder -ermäßigung

Es empfiehlt sich, die Anträge frühzeitig zu stellen und alle erforderlichen Unterlagen beizufügen. Bei Unsicherheiten können Sozialverbände wie der VdK oder die Sozialberatung der Kommunen Unterstützung bieten.

💡 **Tipp:** Auch wenn Sie keine anerkannte Schwerbehinderung haben, können Sie viele Kosten als außergewöhnliche Belastung geltend machen.

❗ **Wichtig:** Der Pauschbetrag kann **ohne Nachweise** in der Steuererklärung geltend gemacht werden, sofern der GdB offiziell anerkannt wurde.

🧭 **Fazit:**

Chronisch kranke Menschen sollten die ihnen zustehenden steuerlichen Vorteile und Nachteilsausgleiche nutzen, um finanzielle Belastungen zu reduzieren. Eine sorgfältige Dokumentation und die Inanspruchnahme von Beratungsangeboten, beispielsweise durch Lohnsteuerhilfevereine oder das Finanzamt, können dabei unterstützen, alle Möglichkeiten zu nutzen.

👤 Beispiel: Herr B., 60 Jahre, chronische Polyarthritis

Herr B. lebt mit einer entzündlich-rheumatischen Erkrankung, die ihn seit Jahren im Alltag einschränkt. Er muss regelmäßig zur Physiotherapie, trägt orthopädische Schuhe und nutzt ein eigenes Auto für Fahrten zu Ärzten und Anwendungen, da öffentliche Verkehrsmittel für ihn nicht infrage kommen.

Durch Unterstützung seines Steuerberaters wurde er auf den Pauschbetrag für Menschen mit Behinderung aufmerksam.

Nach Beantragung beim Versorgungsamt erhielt er einen Grad der Behinderung (GdB) von 50. Dadurch konnte er den entsprechenden **jährlichen Pauschbetrag von 1.140 €** (Stand 2025) in seiner Steuererklärung geltend machen, **ohne Einzelnachweise**.

Zudem setzte er **Fahrkosten zu Therapien, Zuzahlungen zu Hilfsmitteln und Medikamente** als **außergewöhnliche Belastungen** ab. So minderte er sein zu versteuerndes Einkommen erheblich – und bekam über 700 € an Steuern zurückerstattet.

Sein Fazit: *„Ich hätte nie gedacht, dass ich mit meiner Erkrankung steuerlich entlastet werden kann. Aber es lohnt sich, genau hinzuschauen."*

◈ 5.2. Was Sie absetzen können

Bestimmte private Ausgaben, die zwangsläufig und außergewöhnlich sind, können steuerlich als sogenannte „außergewöhnliche Belastungen" geltend gemacht werden. Dies betrifft insbesondere chronisch kranke Menschen, die durch ihre Erkrankung mit höheren Kosten konfrontiert sind.

Medikamente

Ab dem Jahr 2025 gelten strengere Anforderungen für den steuerlichen Abzug von Medikamentenkosten. Um Ausgaben für verschreibungspflichtige Medikamente als außergewöhnliche Belastungen geltend machen zu können, müssen folgende Bedingungen erfüllt sein:

- **Nachweis durch Apothekenbeleg:** Der Kassenbon oder die Rechnung der Apotheke muss den Namen des Versicherten, die Art des Medikaments, die Höhe der Zuzahlung und die Rezeptart (Kassen- oder Privatrezept) enthalten.
- **Verschreibungspflicht:** Nur Medikamente, die ärztlich verordnet wurden, sind absetzbar. Rezeptfreie Medikamente können nicht als außergewöhnliche Belastungen berücksichtigt werden.

Es ist wichtig, alle Belege sorgfältig aufzubewahren und sicherzustellen, dass sie die erforderlichen Angaben enthalten.

Medizinische Hilfsmittel

Kosten für **medizinische Hilfsmittel** können ebenfalls als außergewöhnliche Belastungen in der Steuererklärung geltend gemacht werden, sofern sie nicht von der Krankenkasse übernommen werden.

Hilfsmittel im engeren Sinne:
Dazu zählen beispielsweise:

- Rollstühle
- Prothesen
- Hörgeräte
- Orthopädische Schuheinlagen

Für diese Hilfsmittel ist kein zusätzlicher Nachweis der medizinischen Notwendigkeit erforderlich.

Hilfsmittel im weiteren Sinne:
Hierzu gehören beispielsweise:

- Massagegeräte
- Spezialbetten

Für diese Hilfsmittel muss die medizinische Notwendigkeit durch ein amtsärztliches Attest nachgewiesen werden.

🚗 FAHRTKOSTEN ZU MEDIZINISCHEN ZWECKEN

Fahrtkosten, die im Zusammenhang mit medizinischen Behandlungen entstehen, können ebenfalls als außergewöhnliche Belastungen berücksichtigt werden.

- **Privatfahrzeug**: Pauschal 0,30 € pro gefahrener Kilometer
- **Öffentliche Verkehrsmittel**: Tatsächliche Kosten mit entsprechenden Belegen

Für Menschen mit einem Grad der Behinderung (GdB) von mindestens 70 oder mit einem GdB von mindestens 50 mit dem Merkzeichen „G" im Schwerbehindertenausweis können auch private Fahrten, wie beispielsweise Behördengänge, steuerlich geltend gemacht werden.

❗ **Wichtige Hinweise:**

- **Zumutbare Belastung:** Krankheitskosten wirken sich steuerlich nur aus, wenn sie die zumutbare Eigenbelastung überschreiten. Diese hängt vom Einkommen, Familienstand und der Anzahl der Kinder ab.
- **Belege aufbewahren:** Alle Ausgaben sollten durch entsprechende Belege nachgewiesen werden können.
- **Anlage „Außergewöhnliche Belastungen":** Tragen Sie die entsprechenden Kosten in Ihrer Steuererklärung in dieser Anlage ein.

Wenn Sie einen Angehörigen mit Pflegegrad 2 oder höher unentgeltlich zu Hause pflegen, können Sie einen **Pflegepauschbetrag** von **924 € jährlich** geltend machen.

💡 **Tipp:** Dieser Betrag kann zusätzlich zum Behinderten-Pauschbetrag des Pflegebedürftigen angesetzt werden – **aber nur bei häuslicher Pflege ohne Pflegegeld oder Sachleistung durch Profis.**

🖌 Haushaltsnahe Dienstleistungen & Handwerkerleistungen

Chronisch kranke Menschen stehen oft vor zusätzlichen Herausforderungen im Alltag. Um diese zu bewältigen, greifen viele auf externe Hilfe zurück, sei es durch Haushaltshilfen,

Pflegekräfte oder Handwerker. Das deutsche Steuerrecht erkennt diesen Bedarf an und bietet finanzielle Entlastungen durch Steuerermäßigungen gemäß § 35a EStG.

🏠 **Haushaltsnahe Dienstleistungen:**
Hierunter fallen Tätigkeiten, die gewöhnlich von Haushaltsmitgliedern erledigt werden, jedoch an externe Dienstleister übertragen werden. Beispiele sind:

- Reinigung der Wohnung
- Gartenpflege (z. B. Rasenmähen, Heckenschneiden)
- Zubereitung von Mahlzeiten
- Pflege und Betreuung von Kindern, kranken oder pflegebedürftigen Personen
- Betreuung von Haustieren
- „24h-Pflegkräfte"

Steuervorteil 2025:

- 20 % der Arbeitskosten, maximal 4.000 € pro Jahr, können direkt von der Einkommensteuer abgezogen werden.
- Voraussetzung ist eine ordnungsgemäße Rechnung und die unbare Zahlung (z. B. Überweisung) an den Dienstleister.

🔧 **Handwerkerleistungen:**
Dazu zählen Renovierungs-, Erhaltungs- und Modernisierungsmaßnahmen im eigenen Haushalt. Beispiele sind:

- Maler- und Tapezierarbeiten

- Reparatur von Heizungsanlagen
- Austausch von Fenstern und Türen
- Modernisierung des Badezimmers

Steuervorteil 2025:

- 20 % der Arbeitskosten, maximal 1.200 € pro Jahr, können direkt von der Einkommensteuer abgezogen werden.
- Nur die Arbeitskosten (inkl. Fahrt- und Maschinenkosten) sind begünstigt, Materialkosten nicht.
- Auch hier sind eine ordnungsgemäße Rechnung und eine unbare Zahlung erforderlich.

Wichtige Hinweise:

- **Keine Barzahlung:** Barzahlungen werden steuerlich nicht anerkannt.
- **Rechnung erforderlich:** Die Rechnung muss die Arbeitskosten separat ausweisen.
- **Haushaltsbezogene Höchstbeträge:** Die genannten Höchstbeträge gelten pro Haushalt, nicht pro Person.
- **EU/EWR-Raum:** Die Leistungen müssen in einem Haushalt innerhalb der EU oder des EWR erbracht werden.

Fazit:

Für chronisch kranke Menschen können haushaltsnahe Dienstleistungen und Handwerkerleistungen eine erhebliche Entlastung im Alltag darstellen. Durch die steuerlichen Förderungen im Jahr 2025 können Sie bis zu 5.200 € direkt von Ihrer Einkommensteuer abziehen. Nutzen Sie diese Möglichkeiten, um sowohl Ihre Lebensqualität zu verbessern als auch finanziell zu profitieren.

👩 BEISPIEL: FRAU K., 39 JAHRE, LIPÖDEM UND BERUFSTÄTIG

Frau K. arbeitet halbtags im Büro und lebt mit einem Lipödem im Stadium II. Sie trägt täglich Flachstrick-Kompressionsbekleidung, lässt regelmäßig Lymphdrainagen durchführen und zahlt trotz Verordnung oft selbst zu. Dazu kommen Fahrtkosten zu Fachärzten und hohe Eigenanteile bei orthopädischen Hilfsmitteln.

In ihrer Einkommensteuererklärung macht sie diese Kosten geltend – systematisch als außergewöhnliche Belastungen.

Alle Belege hebt sie auf: für medizinisch notwendige Therapien, Kompressionskleidung (mit ärztlicher Verordnung), Fahrten zum Facharzt und auch für Anpassungskosten im Sanitätshaus. Durch das Überschreiten der zumutbaren Belastungsgrenze konnte sie bereits mehrfach **mehrere Hundert Euro im Jahr sparen**.

Darüber hinaus beantragte sie beim Versorgungsamt einen GdB – und erhielt **GdB 30**. Auch wenn sie damit noch keinen Pauschbetrag geltend machen kann, prüft sie jetzt eine Gleichstellung mit schwerbehinderten Menschen, um sich **am Arbeitsplatz besser absichern zu können**.

◈ 5.3. So stellen Sie den Antrag – und holen das Maximum raus

Viele Menschen mit chronischen Erkrankungen verschenken jedes Jahr Hunderte Euro, weil sie ihre steuerlichen Möglichkeiten nicht kennen oder nutzen. Dabei ist die Steuererklärung oft **die einfachste Art, Geld zurückzubekommen** – und das ganz legal.

🤝 Mit oder ohne Steuerberater?

Ob Sie einen Steuerberater hinzuziehen sollten, hängt von der Komplexität Ihrer steuerlichen Situation ab.

Vorteile eines Steuerberaters:

- Fachkundige Beratung und aktuelle Kenntnisse der Steuergesetze
- Optimierung Ihrer Steuererklärung zur maximalen Steuerersparnis
- Unterstützung bei der Kommunikation mit dem Finanzamt

Alternativen:

Für einfachere Fälle können Sie auch auf Steuersoftware zurückgreifen, die Sie Schritt für Schritt durch die Steuererklärung führt. Beispiele hierfür sind:

- WISO Steuer
- Smartsteuer
- Taxfix

Diese Programme bieten oft auch spezielle Hinweise für Menschen mit Behinderung oder chronischen Erkrankungen.

🧭 **Fazit:**
Durch die gezielte Beantragung von Freibeträgen und die Geltendmachung von außergewöhnlichen Belastungen können Sie als chronisch kranke Person Ihre Steuerlast erheblich reduzieren. Ob mit oder ohne Steuerberater – wichtig ist, dass Sie alle relevanten Ausgaben sorgfältig dokumentieren und fristgerecht einreichen.

✅ CHECKLISTE: UNTERLAGEN FÜR DIE EINKOMMENSTEUERERKLÄRUNG 2024

📅 **Abgabefristen:**

- **Ohne steuerliche Beratung:** Die Steuererklärung für das Jahr 2024 muss bis zum **31. Juli 2025** beim Finanzamt eingereicht werden.
- **Mit steuerlicher Beratung:** Wenn Sie einen Steuerberater oder Lohnsteuerhilfeverein beauftragen, verlängert sich die Frist bis zum **30. April 2026**.

📄 **Allgemeine Angaben:**

- **Steueridentifikationsnummer**
- **Bankverbindung** für Steuererstattungen
- **Personalausweis** oder **Reisepass** (Kopie)
- **Letzter Steuerbescheid**

💼 **Einkommensnachweise:**

- **Lohnsteuerbescheinigung(en)** vom Arbeitgeber
- **Rentenbescheide** oder **Leistungsmitteilungen**

- **Nachweise über Nebeneinkünfte**, z. B. aus Vermietung, Kapitalerträgen oder selbstständiger Tätigkeit
- **Bescheinigungen über Lohnersatzleistungen**, z. B. Arbeitslosengeld, Elterngeld, Krankengeld

Werbungskosten:

- **Fahrtkosten** zur Arbeit (Entfernungspauschale)
- **Arbeitsmittel:** Rechnungen für Fachliteratur, Computer, Büromaterial
- **Fortbildungskosten:** Kursgebühren, Reisekosten
- **Kosten für ein häusliches Arbeitszimmer** (falls zutreffend)
- **Beiträge zu Berufsverbänden oder Gewerkschaften**

Sonderausgaben:

- **Beiträge zur Altersvorsorge:** z. B. Riester- oder Rürup-Rente
- **Kranken- und Pflegeversicherungsbeiträge**
- **Spendenquittungen**
- **Schulgeldzahlungen**
- **Kirchensteuerbescheinigungen**

Angaben zu Kindern:

- **Geburtsurkunden** der Kinder
- **Kindergeldbescheide**
- **Nachweise über Betreuungskosten:** z. B. Kita-Rechnungen

- **Schul- oder Studienbescheinigungen**

🏠 **Angaben zu Immobilien:**

- **Mietverträge** und **Mieteinnahmen**
- **Nebenkostenabrechnungen**
- **Handwerkerrechnungen** für Renovierungsarbeiten
- **Nachweise über haushaltsnahe Dienstleistungen**

🏥 **Außergewöhnliche Belastungen:**

- **Arztrechnungen** und **Zuzahlungsbelege**
- **Rechnungen für Medikamente**
- **Nachweise über Pflegekosten**
- **Belege für behinderungsbedingte Ausgaben**

🗀 **Weitere Unterlagen:**

- **Nachweise über Kapitalerträge:** z. B. Steuerbescheinigungen der Bank
- **Belege für außergewöhnliche Belastungen:** z. B. Unterhaltszahlungen
- **Unterlagen zu Steuerermäßigungen:** z. B. für haushaltsnahe Dienstleistungen

❗ **Hinweise:**

- **Belegvorhaltepflicht**: Belege müssen nicht mehr automatisch eingereicht werden, sollten aber für Rückfragen des Finanzamts bereitgehalten werden.

- **Aufbewahrungsfristen**: Privatpersonen sollten steuerrelevante Unterlagen mindestens vier Jahre aufbewahren.
- **Fristverlängerung**: Bei Bedarf kann beim Finanzamt eine Fristverlängerung beantragt werden.

Diese Checkliste soll Ihnen dabei helfen, alle notwendigen Unterlagen für Ihre Steuererklärung zusammenzustellen und fristgerecht einzureichen. Bei komplexen Sachverhalten empfiehlt es sich, rechtzeitig einen Steuerberater zu konsultieren.

Kapitel 6

Ihre Rechte & Was tun bei Ablehnung

Es kann entmutigend sein, wenn ein Antrag auf dringend benötigte Leistungen abgelehnt wird – sei es für eine medizinische Behandlung, eine Reha oder ein Hilfsmittel wie Kompressionsbekleidung. Gerade chronisch kranke Menschen stoßen hier oft an bürokratische Grenzen, obwohl sie längst an körperliche und seelische Belastungsgrenzen geraten sind.

Doch eine Ablehnung ist **nicht das Ende**, sondern oft nur ein weiterer Schritt auf dem Weg zum Ziel. Sie haben Rechte – und Sie dürfen sie einfordern. Es lohnt sich, dranzubleiben! Viele Anträge werden nach einem gut begründeten Widerspruch doch noch bewilligt.

In diesem Kapitel erfahren Sie:

- welche **rechtlichen Möglichkeiten** Sie bei einer Ablehnung haben,
- wie Sie mit Hilfe der **Checkliste** einen erfolgreichen Widerspruch formulieren
- und wo Sie **Unterstützung finden,** z. B. bei Sozialverbänden, Patientenberatungen oder spezialisierten Rechtsdiensten.

Denn Sie sind nicht allein. Mit dem richtigen Wissen und der passenden Unterstützung können Sie Ihre Ansprüche durchsetzen – fair, sachlich und mit Nachdruck.

6.1. Checkliste für einen erfolgreichen Widerspruch

1. Ablehnungsbescheid prüfen:

- **Zugang dokumentieren:** Notieren Sie das Datum, an dem Sie den Bescheid erhalten haben.
- **Frist berechnen:** Die Widerspruchsfrist beträgt in der Regel einen Monat ab Zustellung. Bei fehlender Rechtsbehelfsbelehrung verlängert sich die Frist auf ein Jahr.
- **Ablehnungsgründe analysieren:** Markieren Sie die genannten Gründe für die Ablehnung und prüfen Sie sie sorgfältig.

2. Widerspruch einlegen:

- **Form:** Der Widerspruch muss schriftlich erfolgen. Eine eigenhändige Unterschrift ist erforderlich.
- **Inhalt:** Geben Sie Ihre persönlichen Daten, die Versicherungsnummer, das Datum des Bescheids und den Verweis auf die abgelehnte Leistung an.
- **Fristwahrung:** Reichen Sie den Widerspruch innerhalb der gesetzlichen Frist ein.
- **Begründung:** Sie können die Begründung nachreichen, sollten dies aber im Widerspruchsschreiben ankündigen. Damit sichern Sie sich die Frist. Beispiel: *„Hiermit lege ich fristgerecht Widerspruch gegen den Bescheid vom (Datum) ein. Die Begründung folgt. Mit der Bitte um Bestätigung verbleibe ich mit freundlichen Grüßen (Name)."*

📄 3. Begründung sorgfältig vorbereiten:

- **Gutachten anfordern:** Fordern Sie die entsprechenden Gutachten an, um die Entscheidungsgrundlage zu verstehen.
- **Ärztliche Unterlagen sammeln:** Besorgen Sie aktuelle Atteste, Befunde und Stellungnahmen von behandelnden Ärzten.
- **Fehler identifizieren:** Prüfen Sie das Gutachten auf formale und inhaltliche Fehler, wie z. B. falsche Punktberechnungen oder unvollständige Angaben.
- Argumentieren Sie **sachlich und medizinisch nachvollziehbar**.
- Berufen Sie sich auf **ärztliche Stellungnahmen**, **Therapiepläne**, Gutachten oder **medizinische Leitlinien**.
- Machen Sie deutlich, warum die beantragte Maßnahme **medizinisch notwendig** ist und wie sie zur Lebensqualität beiträgt.

📫 4. Widerspruch versenden:

- **Versandart:** Senden Sie den Widerspruch per Einschreiben mit Rückschein oder per Fax mit Sendeprotokoll oder geben Sie ihn **persönlich gegen Empfangsbestätigung** ab.
- **Eingangsbestätigung:** Fordern Sie eine schriftliche Bestätigung des Eingangs an.
- **Kopien aufbewahren:** Bewahren Sie Kopien aller versendeten Unterlagen und den Einlieferungsbeleg auf.

👉 5. Ruhe bewahren – und bei Bedarf nachhaken:

- Die Bearbeitung eines Widerspruchs kann mehrere Wochen dauern.
- Wenn Sie nach **6 bis 8 Wochen** nichts hören, **dürfen Sie freundlich nachfragen**.
- In dringenden Fällen können Sie auch eine **Untätigkeitsbeschwerde** prüfen lassen.

6. Unterstützung einholen:

- **Beratungsstellen:** Wenden Sie sich an Pflegeberater, Sozialverbände (z. B. VdK, Sozialverband Deutschland) oder Verbraucherzentralen für Unterstützung.
- **Rechtsbeistand:** Bei komplexen Fällen kann ein Fachanwalt für Sozialrecht hilfreich sein.
- **Kosten:** Das Widerspruchsverfahren ist kostenfrei. Bei geringem Einkommen kann Beratungshilfe oder Prozesskostenhilfe beantragt werden.

7. Weitere Schritte bei Ablehnung des Widerspruchs:

- **Widerspruchsbescheid prüfen:** Analysieren Sie die Begründung für die erneute Ablehnung.
- **Klageerhebung:** Erwägen Sie eine Klage vor dem Sozialgericht. Die Klagefrist beträgt einen Monat ab Zustellung des Widerspruchsbescheids.
- **Unterstützung:** Ziehen Sie rechtlichen Beistand hinzu und informieren Sie sich über Prozesskostenhilfe.

Tipp: Lassen Sie sich nicht von Ton oder Umfang des Schreibens abschrecken. Ein Widerspruch ist oft einfacher als gedacht – und statistisch erfolgreich!

BEISPIEL: FRAU R., 62 JAHRE, SEKUNDÄRES LYMPHÖDEM NACH BRUSTKREBS

Frau R. beantragte bei ihrer Krankenkasse eine stationäre Rehabilitationsmaßnahme zur Linderung ihres Lymphödems und zur psychischen Stabilisierung nach der Krebsbehandlung. Trotz ärztlicher Empfehlung wurde die Maßnahme **abgelehnt**, mit der Begründung, dass eine ambulante Therapie ausreiche.

Frau R. wandte sich an einen Sozialverband – und legte mit Unterstützung fristgerecht Widerspruch ein.

Gemeinsam mit ihrer Hausärztin verfasste sie eine medizinisch fundierte Stellungnahme, in der die Notwendigkeit einer stationären Maßnahme detailliert begründet wurde. Sie fügte Erfahrungsberichte aus ihrem Umfeld bei und verwies auf bereits ausgeschöpfte ambulante Maßnahmen.

Drei Wochen später wurde der Widerspruch bewilligt. Die Reha wurde genehmigt.

Frau R. war erleichtert und bestärkt. *„Ich hätte mich nie alleine getraut, das durchzuziehen. Aber mit Unterstützung habe ich gemerkt: Ich darf für mein Recht kämpfen."*

Fazit:

Lassen Sie Ihren Widerspruch von einer Beratungsstelle oder einem Sozialverband gegenlesen. Oft reicht schon ein anderer Blick, um Schwächen zu erkennen und Klarheit zu schaffen.

◈ 6.2. Hilfe holen: Sozialverbände & Rechtsberatung

Wenn Anträge auf Sozialleistungen abgelehnt werden oder Unsicherheiten bei der Antragstellung bestehen, ist es ratsam, professionelle Unterstützung in Anspruch zu nehmen. In Deutschland bieten verschiedene Organisationen umfassende Beratung und Hilfe an.

🏛 Sozialverband Deutschland (SoVD):

Der SoVD ist einer der größten Sozialverbände in Deutschland mit rund 600.000 Mitgliedern. Er bietet Unterstützung in folgenden Bereichen:

- **Sozialrechtliche Beratung:** Hilfe bei Anträgen, Widersprüchen und Klagen in Angelegenheiten wie Rente, Pflege, Behinderung und Gesundheit
- **Vertretung vor Gericht:** Begleitung durch alle Instanzen des Sozialrechts
- **Mitgliedschaft:** Der monatliche Beitrag beträgt zzt. 7,90 €. Für Paare oder Familien gibt es vergünstigte Tarife.

Weitere Informationen und Kontaktmöglichkeiten finden Sie auf der offiziellen Webseite des SoVD: www.sovd.de.

🏢 Sozialverband VdK Deutschland:

Mit über 2,3 Millionen Mitgliedern ist der VdK der größte Sozialverband in Deutschland. Seine Leistungen umfassen:

- **Beratung und Vertretung:** Unterstützung bei sozialrechtlichen Fragen, insbesondere in den Bereichen Rente, Pflege, Behinderung und Gesundheit
- **Politische Interessenvertretung:** Der VdK setzt sich für soziale Gerechtigkeit und die Belange seiner Mitglieder ein.

Weitere Informationen und Beratungsangebote finden Sie auf der offiziellen Webseite des VdK: www.vdk.de.

Wichtig: Eine Mitgliedschaft ist Voraussetzung, damit der Verband Sie vertreten kann. In vielen Fällen können Sie **zeitnah aufgenommen** werden, oft sogar rückwirkend für bereits laufende Verfahren.

🤝 **Ergänzende unabhängige Teilhabeberatung (EUTB):** Die EUTB bietet kostenlose und unabhängige Beratung für Menschen mit Behinderungen oder chronischen Erkrankungen sowie deren Angehörige. Die Beratung erfolgt nach dem Peer-Prinzip, also von Betroffenen für Betroffene.

Leistungen der EUTB:

- Informationen zu Rehabilitations- und Teilhabeleistungen
- Unterstützung bei der Antragstellung und im Umgang mit Behörden
- Beratung zu Assistenzleistungen, Hilfsmitteln und weiteren Unterstützungsangeboten
- Die EUTB bietet ihre Dienste bundesweit an. Beratungsangebote in Ihrer Nähe finden Sie auf der offiziellen Webseite: www.teilhabeberatung.de.

⚖️ **Patientenberatung & Rechtsanwälte – Für schwierige Fälle:**

Wenn Sie sich überfordert fühlen oder eine besonders komplizierte Ablehnung erhalten haben, gibt es weitere Anlaufstellen:

- **Unabhängige Patientenberatung Deutschland (UPD):** Beratung zu Patientenrechten, Widerspruchsverfahren, Krankenkassenleistungen; kostenlos unter **0800 011 77 22** oder unter https://patientenberatung.de.
- **Verbraucherzentralen:** Informieren zu Rechten im Gesundheitswesen, helfen bei Fristen & Formulierungen; regionale Anlaufstellen oder online unter https://www.verbraucherzentrale.de.
- **Fachanwälte für Sozialrecht:** Sinnvoll bei komplexen Fällen, z. B. bei Klage vor dem Sozialgericht; Beratungskosten werden bei geringem Einkommen teilweise über die **Beratungshilfe** vom Amtsgericht abgedeckt.

💡 **Tipp:** Auch **Hausärzte oder Therapeuten** können mit einem unterstützenden Attest viel bewirken.

✅ MINI-CHECKLISTE:
SO FINDEN SIE PASSENDE UNTERSTÜTZUNG:

- Ich bin bereits Mitglied in einem Sozialverband (z. B. VdK oder SoVD). **Ja?** Dann direkt dort einen Termin zur Widerspruchsberatung vereinbaren.

- Ich bin **noch kein Mitglied**, möchte mich aber beraten lassen. **Tipp:** Termin vereinbaren, dann schnell beitreten. Eine Beratung ist oft sofort möglich.
- Ich habe ein **sehr geringes Einkommen**. Beratungshilfe beim Amtsgericht beantragen (Formular & Nachweise mitbringen).
- Ich möchte mich **neutral und kostenlos** informieren. UPD-Hotline anrufen oder Verbraucherzentrale kontaktieren.
- Ich bin im Austausch mit einer **Selbsthilfegruppe oder Online-Community**. Erfahrungen nutzen und ggf. Empfehlungen für Anwälte oder Verbände erfragen.

👩 BEISPIEL: HERR T., 47 JAHRE, CHRONISCHE SCHMERZEN UND ERWERBSMINDERUNGSRENTE

Nach Jahren mit chronischen Rückenschmerzen und zahlreichen Therapien stellte Herr T. einen Antrag auf **volle Erwerbsminderungsrente**. Er konnte nur noch wenige Stunden pro Woche arbeiten, war mehrfach in einer stationären Reha und hatte keine Chance mehr auf einen geeigneten Arbeitsplatz.

Der Antrag wurde **abgelehnt mit der Begründung**, er könne noch leichte Tätigkeiten ausüben – theoretisch. Praktisch hatte er aber massive Einschränkungen, auch psychisch.

Gemeinsam mit einer Beraterin des VdK legte er Widerspruch ein.

Er ließ zusätzliche Gutachten erstellen, dokumentierte seine gescheiterten Bewerbungsversuche und schickte alles erneut zur Prüfung.

Nach fünf Monaten bekam er Recht: Die volle Erwerbsminderungsrente wurde rückwirkend bewilligt.

Er konnte endlich zur Ruhe kommen und sich auf seine Gesundheit konzentrieren.

„Ich habe gelernt: Eine Ablehnung ist kein Urteil – nur der Anfang. Man muss dranbleiben."

📋 Beratungsstellen & Unterstützung – Auf einen Blick:

Institution	Kontakt	Besonderheiten
VdK Deutschland	www.vdk.de	Sozialrecht, Widerspruch & Klage, Mitgliedschaft erforderlich
SoVD – Sozialverband Deutschland	www.sovd.de	Beratung & Vertretung im Sozialrecht, Mitgliedschaft erforderlich
Unabhängige Patientenberatung (UPD)	0800 011 77 22, www.patientenberatung.de	Kostenfrei, anonym möglich
Verbraucherzentrale	www.verbraucherzentrale.de	Gesundheitsberatung, rechtliche Erstinfos
Beratungshilfe über Amtsgericht	Vor Ort beim zuständigen Amtsgericht	Für Geringverdiener (15 € Eigenanteil)

KAPITEL 7

📓 SELBSTHILFE & NETZWERKE – GEMEINSAM STATT ALLEIN

Leben mit einer chronischen Erkrankung bedeutet oft: kämpfen, erklären, durchhalten – und sich manchmal allein fühlen. Doch das muss nicht so sein. In Deutschland gibt es zahlreiche Selbsthilfegruppen, Online-Communities und Organisationen, die genau dafür da sind: für **Austausch, Unterstützung und neue Perspektiven.**

Dieses Kapitel zeigt Ihnen:

- Wie wichtig Selbsthilfe wirklich ist.
- Welche Gruppen & Netzwerke es nicht nur für Lymph- und Lipödem-Betroffene gibt.
- Wie Sie diese Kontakte nutzen können – für Informationen, emotionale Hilfe und sogar finanzielle Unterstützung.

◈ 7.1. WARUM SELBSTHILFE SO WERTVOLL IST

Selbsthilfe ist ein unverzichtbarer Bestandteil des deutschen Gesundheits- und Sozialsystems. Sie ermöglicht Betroffenen und ihren Angehörigen, sich aktiv mit ihrer Lebenssituation auseinanderzusetzen, Erfahrungen zu teilen und gemeinsam Lösungen zu entwickeln.

🤝 **Gemeinschaft und Unterstützung:**
In Deutschland engagieren sich rund **3,5 Millionen Menschen** in etwa **100.000 Selbsthilfegruppen** zu nahezu allen gesundheitlichen und sozialen Themen.

Diese Gruppen bieten:

- **Erfahrungsaustausch:** Teilnehmer teilen persönliche Erlebnisse und bewährte Strategien im Umgang mit ihrer Situation.
- **Emotionale Unterstützung:** Das Gefühl, nicht allein zu sein, stärkt das Selbstvertrauen und die psychische Gesundheit.
- **Praktische Hilfe:** Gemeinsame Aktivitäten und gegenseitige Unterstützung im Alltag erleichtern das Leben mit chronischen Erkrankungen oder Behinderungen.

🏥 **Ergänzung zum Gesundheitssystem:**
Selbsthilfegruppen ergänzen die professionelle Versorgung durch:

- **Patientenorientierung:** Sie bringen die Perspektive der Betroffenen in die Gesundheitsversorgung ein.
- **Prävention und Gesundheitsförderung:** Durch Aufklärung und gegenseitige Motivation fördern sie gesundheitsbewusstes Verhalten.
- **Entlastung des Systems:** Sie tragen dazu bei, die Gesundheitskosten zu senken, indem sie Krankenhausaufenthalte und Arztbesuche reduzieren.

Finanzielle Förderung:
Die gesetzliche Krankenversicherung (GKV) unterstützt die gesundheitsbezogene Selbsthilfe gemäß § 20h SGB V. Im Jahr 2025 stehen dafür insgesamt **101,4 Millionen Euro** zur Verfügung, was **1,36 € pro Versichertem** entspricht. Diese Mittel fließen in:

- **Pauschalförderung:** Basisfinanzierung für regelmäßige Aktivitäten und laufende Kosten
- **Projektförderung:** Unterstützung für innovative und zeitlich begrenzte Vorhaben

Digitalisierung und Zukunftsperspektiven:
Die Digitalisierung eröffnet neue Möglichkeiten für die Selbsthilfe:

- **Online-Gruppen:** Virtuelle Treffen ermöglichen den Austausch unabhängig von Ort und Zeit.
- **Digitale Plattformen:** Webseiten wie www.digitale-selbsthilfe.de bieten Informationen und vermitteln Kontakte zu Gruppen.
- **Barrierefreiheit:** Digitale Angebote können Menschen mit Mobilitätseinschränkungen den Zugang zur Selbsthilfe erleichtern.

Selbsthilfe stärkt die Eigenverantwortung, fördert die soziale Teilhabe und verbessert die Lebensqualität der Betroffenen. Sie ist ein wertvoller Beitrag zu einer solidarischen und inklusiven Gesellschaft.

Viele Betroffene berichten, dass die Teilnahme an einer Selbsthilfegruppe **mehr verändert hat als mancher Arzt-**

besuch. Denn: Wer das Gleiche durchlebt, versteht oft besser, wie es einem wirklich geht.

Vorteile auf einen Blick:

- Emotionale Entlastung & Gemeinschaftsgefühl
- Austausch über Alltagstipps, Ärzte, Kliniken, Rechte
- Infos über aktuelle Therapien und Hilfsmittel
- Motivation, dranzubleiben und sich zu informieren
- Teilhabe an Projekten, Aktionen, Veranstaltungen

BEISPIEL: SARAH, 36 JAHRE, LIPÖDEM UND BERUFSTÄTIG

Lange fühlte sich Sarah mit ihrer Erkrankung alleine. Die Schmerzen, die Unsicherheit beim Kleiderkauf, das Unverständnis im Bekanntenkreis – all das belastete sie mehr als das Lipödem selbst. Im Internet stieß sie zufällig auf eine lokale Selbsthilfegruppe für Lipödem-Betroffene. Sie meldete sich – zögerlich, aber neugierig.

Schon beim ersten Treffen fühlte sie sich verstanden. Es wurde nicht nur über Therapien gesprochen, sondern auch viel gelacht. Sie bekam Tipps für gute Kompressionsversorger, lernte, wie sie richtig Anträge stellt, und war überrascht, wie viele Frauen ähnliche Erfahrungen teilen.

Heute organisiert Sarah selbst Gruppentreffen mit – im Café, per Zoom oder bei Spaziergängen.

„Ich bin nicht mehr die mit dem Lipödem. Ich bin Teil eines starken Netzwerks, das trägt – auch an schlechten Tagen."

💬 *„Ich dachte immer, ich sei allein mit meinen Beschwerden. Bis ich gemerkt habe: Wir sind viele!"* – Rückmeldung einer Lipödem-Betroffenen in einer Gruppe

◈ 7.2. Selbsthilfegruppen & Beratungsangebote

Chronisch kranke Menschen stehen oft vor vielfältigen Herausforderungen im Alltag. Selbsthilfegruppen und Beratungsangebote bieten hier wertvolle Unterstützung. Sie ermöglichen den Austausch mit Gleichbetroffenen, fördern die Selbstbestimmung und ergänzen das professionelle Gesundheitssystem.

Selbsthilfegruppen in Deutschland – Zahlen & Strukturen:

- **Anzahl der Gruppen:** Schätzungen zufolge existieren bundesweit zwischen **70.000 und 100.000 Selbsthilfegruppen** zu nahezu allen gesundheitlichen und sozialen Themen.
- **Engagement:** Etwa **3,5 Millionen Menschen** engagieren sich aktiv in der Selbsthilfe.
- **Organisation:** Viele Gruppen sind in Landes- oder Bundesverbänden organisiert, wie der **BAG SELBSTHILFE**, die über 120 bundesweit aktive Selbsthilfeorganisationen vertritt.
- **Unterstützung:** Rund **300 Selbsthilfekontaktstellen** in Deutschland bieten Beratung, vermitteln Gruppen und unterstützen bei Neugründungen.

🤝 **Beratungsangebote & Netzwerke:**
Neben den Selbsthilfegruppen existieren zahlreiche Beratungsangebote:

- **Selbsthilfekontaktstellen:** Diese beraten Interessierte, vermitteln Gruppen und unterstützen bei organisatorischen Fragen.
- **Fachverbände:** Organisationen wie die **Deutsche Hauptstelle für Suchtfragen (DHS)** oder das **Blaue Kreuz** bieten spezialisierte Unterstützung.
- **Veranstaltungen:** Formate wie das **Selbsthilfecamp 2025** in Witten fördern den Austausch und die Weiterbildung von Selbsthilfeaktiven.

🏘 **Lokale Gruppen:**
Viele Städte und Landkreise bieten Präsenzgruppen an, z. B. in Kooperation mit Krankenkassen, Kliniken oder Rehazentren. Der Einstieg ist unkompliziert und kostenlos.

Adressen finden Sie:

- Über das Selbsthilfebüro Ihrer Stadt
- Auf den Webseiten der Krankenkassen
- In Fachkliniken (nicht nur) mit lymphologischer oder entsprechender Ausrichtung

👨‍🦽 Beispiel: Jens, 59 Jahre, chronische Rückenschmerzen nach Bandscheiben-OP

Nach seiner Rücken-Operation war Jens zunächst optimistisch. Doch die anhaltenden Schmerzen, die Berufsunfähigkeit und das Gefühl, „nicht mehr gebraucht zu werden", führten ihn in eine tiefe Krise. Sein Arzt riet ihm, Kontakt zu einer Selbsthilfegruppe für Schmerzpatienten aufzunehmen.

Er wurde fündig über NAKOS und meldete sich bei einer Gruppe in seiner Region an.

Dort fand er nicht nur Verständnis, sondern auch Struktur: Austausch über Schmerztherapien, gemeinsame Entspannungsübungen, Vorträge von Fachleuten. Besonders half ihm das Gefühl, wieder etwas beitragen zu können, etwa, indem er neue Mitglieder begrüßt oder eigene Erfahrungen teilt.

Heute sagt Jens: *„Selbsthilfe hat mir nicht den Schmerz genommen – aber die Einsamkeit. Ich weiß wieder, dass ich etwas wert bin."*

💡 **Online-Gruppen:**

Für viele sind auch digitale Gruppen (z. B. über Facebook, Foren oder Apps) eine niedrigschwellige Möglichkeit, **anonym und flexibel Hilfe zu erhalten** – besonders bei sensiblen Themen wie Körperbild oder Schmerzen.

🧭 **Fazit:**

Selbsthilfegruppen und Beratungsangebote sind unverzichtbare Bestandteile der Gesundheitsversorgung. Sie bieten chronisch kranken Menschen Unterstützung, fördern die Eigenverantwortung und stärken das soziale Miteinander. Die vielfältigen Angebote, sowohl analog als auch digital, ermöglichen es Betroffenen, gemeinsam statt allein ihren Weg zu gehen.

◈ 7.3. Nützliche Links, Organisationen & Literatur

Die Selbsthilfe in Deutschland wird durch ein starkes Netzwerk von Organisationen, digitalen Plattformen und vielfältiger Literatur unterstützt. Hier finden Sie eine Auswahl an Ressourcen, die Ihnen den Zugang zur Selbsthilfe erleichtern und vertiefende Informationen bieten.

🏛 Wichtige Organisationen & Anlaufstellen:

1. BAG SELBSTHILFE e. V.

Die Bundesarbeitsgemeinschaft Selbsthilfe von Menschen mit Behinderung, chronischer Erkrankung und ihren Angehörigen ist die Dachorganisation von rund 120 bundesweiten Selbsthilfeverbänden. Sie vertritt die Interessen von über 1 Million Betroffenen und bietet umfangreiche Informationen zur Selbsthilfe in Deutschland.

- *www.bag-selbsthilfe.de*

2. Selbsthilfe.app

Eine mobile Anwendung der BAG SELBSTHILFE, die einen schnellen Überblick über gesundheitsbezogene Selbsthilfeangebote in Deutschland bietet.

- *www.selbsthilfe.app*

3. Selbsthilfekontaktstellen

In Deutschland gibt es etwa 330 Selbsthilfekontaktstellen, die als erste Anlaufstellen für Interessierte dienen. Sie beraten, vermitteln Kontakte und unterstützen bei der Gründung neuer Gruppen. Eine Übersicht finden Sie auf der NAKOS-Webseite.

- *www.nakos.de*

4. NAKOS – Nationale Kontakt- und Informationsstelle zur Anregung u. Unterstützung von Selbsthilfegruppen
NAKOS bietet eine bundesweite Übersicht über Selbsthilfegruppen, Kontaktstellen und themenspezifische Angebote. Die Plattform ist besonders hilfreich für die Suche nach passenden Gruppen in Ihrer Region.

- *www.nakos.de*

5. Lymphselbsthilfe e. V.
Deutschlands größte Anlaufstelle für Lymphödem-Betroffene mit regionalen Gruppen, Infos zu Kliniken, Reha und Kostenübernahme.

- *www.lymphselbsthilfe.de*

6.Lipödem Hilfe Deutschland e. V.
Verband für Aufklärung, rechtliche Unterstützung und Gruppenaustausch

- *www.lipoedem-hilfe-ev.de*

7.Frauenselbsthilfe nach Krebs e. V. – Lymphgruppen
Spezielle Angebote für Frauen mit Lymphödem nach Krebs

- *www.frauenselbsthilfe.de*

Empfehlenswerte Literatur:
Für einen tieferen Einblick in die Themen Selbsthilfe, chronische Erkrankungen und persönliche Entwicklung empfehlen sich folgende Bücher:

„Burning Bright: Stress loslassen, Kraft tanken" von Nora Imlau; ein praxisnaher Ratgeber zur Stressbewältigung und Selbstfürsorge

„Das gute Leben" von Kerstin Hack; ein kompakter Leitfaden für mehr Lebensfreude und Achtsamkeit im Alltag

„Halbinsel" von Kristine Bilkau; ein Roman über familiäre Beziehungen und persönliche Herausforderungen, ausgezeichnet mit dem Preis der Leipziger Buchmesse 2025

„Chronisch hoffnungsvoll" von Kerstin Wendel. Dieses Buch kombiniert persönliche Geschichten mit praktischen Hilfen und Anregungen für chronisch Kranke. Es kann als ergänzende Lektüre empfohlen werden.

„Mein Leben, ich und der Krebs" von Naromi Sagser; eine Routineuntersuchung beim Gynäkologen – und nichts war mehr wie zuvor

„Chronischer Krankheit neu begegnen: Bewusst die eigene Balance finden" von Florian Schenter. Der Autor erzählt offen von seiner eigenen Krankheitsgeschichte und bietet Impulse für ein selbstbewusstes Leben trotz Krankheit.

„Aktiv leben mit Multipler Sklerose: Selbstbestimmt und glücklich mit MS" von Samira Mousa; ein persönlicher Ratgeber einer Betroffenen mit hilfreichen Tipps für den Alltag mit MS

„Heilende Meditationen: Hilfe bei Erschöpfung, Schmerzen und chronischen Erkrankungen" von Michaela Schneider. Anleitungen für Meditationen, die bei der Bewältigung von Schmerzen und Erschöpfung unterstützen.

„Achtsamkeit und Schmerz: Stress, Schlafstörungen, Stimmungsschwankungen und Schmerz wirksam lindern" von Christiane Derra und Christoph Schilling; ein Fachbuch mit praktischen Übungen zur Linderung von Schmerzen durch Achtsamkeit

„Selbsthypnose: Ein Handbuch zur Selbsttherapie" von Brian M. Alman und Peter T. Lambrou; ein umfassendes Handbuch zur Anwendung von Selbsthypnose bei verschiedenen Beschwerden

Eigene Veröffentlichungen von Kirsten Schade:

„Leben mit dem Lymphödem. Erfahrungen und praktische Tipps für Betroffene und Interessierte."
Dieses Buch behandelt das tägliche Leben mit einem primären oder sekundären Lymphödem und gibt hilfreiche Empfehlungen zur Krankheitsbewältigung.
Tredition, 2024, ISBN 978-3-384-09319-6

„Älter werden mit dem Lymphödem. Erfahrungen und praktische Tipps für Betroffene und Interessierte."
Dieses Buch fokussiert sich auf die Herausforderungen und Lösungen für Menschen mit einem Lymphödem im fortgeschrittenen Alter.
Tredition, 2024, ISBN 978-3-384-08093-6

„Mein Leben mit dem Lymphödem. Sammelband als Sonderausgabe."
Ein Sammelband, der die Inhalte von „Leben mit dem Lymphödem" und „Älter werden mit dem Lymphödem" vereint. Er bietet persönliche Erfahrungen, Tipps und aktuelle Informationen für Betroffene und Fachpersonen.
Tredition, 2024, ISBN 978-3-384-08112-4

„Vorsorge- und Notfallmappe GBM"
Eine praktische Mappe zur Dokumentation wichtiger persönlicher und medizinischer Informationen für den Notfall; auch als Vorsorge- und Notfall**ordner** erhältlich.
Bücherservice, 2023, ISBN 978-3-00-075432-1

„Finanzielle Unterstützung leicht gemacht“
Ein praxisnaher Ratgeber, der umfassend über finanzielle Hilfen und Unterstützungsangebote für chronisch Kranke, Lymphödem- und Lipödembetroffene informiert.
Erscheinung Juni 2025

Fachliteratur zu Selbsthilfe und Netzwerken:

„Selbsthilfegruppen: Selbstbehandlung und Selbsterkenntnis in eigenverantwortlichen Kleingruppen“ von Michael Lukas Moeller; ein Klassiker zur Bedeutung und Organisation von Selbsthilfegruppen

„Recht für Selbsthilfegruppen“ von Renate Mitleger-Lehner; ein praxisorientierter Leitfaden zu rechtlichen Fragen rund um Selbsthilfegruppen

„Selbsthilfe und Gesundheit: Analysen, Forschungsergebnisse und Perspektiven in der Schweiz und in Deutschland“ von Bernhard Borgetto; eine wissenschaftliche Betrachtung der Selbsthilfe im Gesundheitswesen

„Wegweiser Selbsthilfegruppen: Eine Einführung für Laien und Fachleute“ von Jürgen Matzat; einführendes Werk zur Gründung und Leitung von Selbsthilfegruppen

„Selbsthilfegruppen – ein Leitfaden für die Praxis“ von Birgit Moos-Hofius und Ilse Rapp; praktische Hinweise zur Organisation und Durchführung von Selbsthilfegruppen

Der Verein **SchmerzLOS e. V.** bietet eine **umfangreiche Sammlung an Büchern, Broschüren** und anderen Materialien, die für Selbsthilfegruppen und Betroffene nützlich sein können.

- *http:/www.uvsd-schmerzlos.de.*

📅 **Veranstaltungen & Aktionen:**

Online-Selbstmanagementkurse 2025
Datum/Ort: Start am 3. und 5. Februar 2025, online
Beschreibung: Kostenfreie Online-Kurse für Betroffene und Angehörige zur Stärkung im Umgang mit chronischer Krankheit

Rare Disease Symposium 2025
Datum/Ort: 20. Juni 2025, Berlin
Beschreibung: Fachsymposium zum Thema Präzisionsmedizin bei seltenen Erkrankungen

Selbsthilfefachtag Sucht und Gesundheit
Datum/Ort: 11. Juli 2025, Kempten
Beschreibung: Fachtag zur Gruppenstärkung in der Selbsthilfe zum Thema Sucht und Gesundheit

Junge Niere 2025
Datum/Ort: 11.–12. Juli 2025, Regensburg
Beschreibung: Veranstaltung für junge Nephrologen mit Fokus auf Austausch und Weiterbildung

Kämpferherzen-Treffen 2025
Datum/Ort: 26. Juli 2025, Kongress Palais Kassel
Beschreibung: Community-Event für Menschen mit chronischen Erkrankungen und/oder Behinderungen: Workshops, Vorträge und Informationsstände

Tag der Selbsthilfe 2025
Datum/Ort: 16. September 2025, bundesweit
Beschreibung: Bundesweiter Aktionstag zur Stärkung der Selbsthilfe und Vernetzung Betroffener

Tag der Epilepsie 2025
Datum/Ort: 5. Oktober 2025, bundesweit
Beschreibung: Aktionstag zur Entstigmatisierung und Aufklärung über Epilepsie

DVfR-Kongress: Teilhabe und Rehabilitation
Datum/Ort: 28. Oktober 2025, Berlin
Beschreibung: Kongress zur Stärkung von Teilhabe und medizinischer/beruflicher Rehabilitation

Weitere Ressourcen:

- Veranstaltungskalender der DVfR: *www.dvfr.de/veranstaltungen*
- Veranstaltungen der Selbsthilfe-App: *www.selbsthilfe.app/veranstaltungen*

🧭 **Fazit:**
Selbsthilfe ist kein Zeichen von Schwäche, sondern von Stärke. Wer den Mut hat, sich zu zeigen, Fragen zu stellen oder anderen zuzuhören, gewinnt oft mehr: **Klarheit, Unterstützung, neue Freundschaften und ein Gefühl von Zugehörigkeit**. Sie sind nicht allein – und mit der richtigen Gruppe an Ihrer Seite gehen Sie Ihren Weg nicht mehr ohne Begleitung.

✅ CHECKLISTE:
SO FINDEN SIE IHRE PASSENDE GRUPPE

Ziel / Thema	Anlaufstelle / Tipp
👫 **Erfahrungsaustausch**	Selbsthilfegruppe vor Ort (KISS, NAKOS) oder online (Foren, soziale Netzwerke)

Ziel / Thema	Anlaufstelle / Tipp
🩺 **Infos zur Behandlung**	Lymphselbsthilfe e. V., Lipödem Hilfe e. V., Patientenplattformen, medizinische Fachseiten
⚖️ **Juristische Unterstützung**	Sozialverbände (VdK, SoVD), Patientenbeauftragte, Verbraucherzentrale, Rechtsanwälte
💬 **Emotionales Wohlbefinden**	Psychosoziale Gruppen, Selbsthilfegruppen mit Achtsamkeits- oder Mental-Health-Fokus
🤝 **Aktiv sein, mitgestalten**	Gruppenleitung oder Selbsthilfekontaktstelle kontaktieren, z. B. KISS
👨‍👩‍👧 **Unterstützung für Angehörige**	Spezielle Angehörigengruppen, z. B. Bunter Kreis, Deutsche Schmerzliga e. V.
🌍 **Leben mit seltener Erkrankung**	ACHSE e. V. – Allianz Chronischer Seltener Erkrankungen
🧠 **Leben mit chronischen Schmerzen**	Deutsche Schmerzliga, Online-Austauschplattformen, Schmerzpatientengruppen
👶 **Selbsthilfe für Eltern kranker Kinder**	Bunter Kreis, Elterninitiativen, sozialpädiatrische Zentren
🏠 **Regionale Unterstützung**	Selbsthilfenetz NRW, Selbsthilfe-App, Kontakt über die Krankenkasse
📱 **Junge Menschen & Onlineformate**	Digitale Selbsthilfegruppen, Peer-Angebote für junge Erwachsene
📘 **Infos & Struktur für Neueinsteiger**	BAG Selbsthilfe, NAKOS, Broschüren zu Gruppengründung und -arbeit

Kapitel 8

📔 Vorsorge- & Notfallordner – Alles geregelt, wenn es darauf ankommt

Ein Vorsorge- und Notfallordner ist ein zentrales Instrument, um im Ernstfall schnell und effektiv auf wichtige finanzielle und rechtliche Dokumente zugreifen zu können. Er erleichtert nicht nur den Überblick über bestehende Ansprüche und Verpflichtungen, sondern unterstützt auch Angehörige und Betreuende dabei, notwendige Schritte zügig und im Sinne der betroffenen Person einzuleiten.

◈ 8.1. Warum ein Vorsorge- und Notfallordner unverzichtbar ist

Ein Unfall, eine schwere Erkrankung oder der unerwartete Tod – solche Ereignisse treffen nicht nur emotional, sondern stellen Angehörige oft vor organisatorische Herausforderungen. Ein gut strukturierter Vorsorge- und Notfallordner kann in solchen Situationen entscheidend sein.

Ein gut strukturierter Notfallordner ermöglicht:

- **Schnellen Zugriff auf wichtige Unterlagen:** Im Falle von Krankheit, Unfall oder Pflegebedürftigkeit sind relevante Dokumente sofort verfügbar.
- **Klarheit über finanzielle Ansprüche:** Übersicht über Rentenansprüche, Pflegeleistungen, Versicherungen und andere finanzielle Ressourcen

- **Rechtssicherheit:** Vorhandene Vollmachten und Verfügungen stellen sicher, dass im Sinne der betroffenen Person gehandelt wird.
- **Entlastung der Angehörigen:** Vermeidung von Unsicherheiten und Doppelarbeit in stressigen Situationen

👩 Beispiel: Frau H., 66 Jahre, chronisches Lymphödem, alleinlebend

Frau H. lebt seit vielen Jahren mit einem Lymphödem in beiden Beinen. Die tägliche Pflege, Kompression und regelmäßige Arztbesuche gehören zu ihrem Alltag. Sie ist verwitwet, ihre Tochter wohnt 300 km entfernt. Weil sie niemandem zur Last fallen möchte, hat sie sich früh Gedanken über ihre Vorsorge gemacht – und alles sorgfältig in einem **Notfallordner** dokumentiert.

Als sie eines Morgens im Badezimmer stürzt und sich dabei den Oberschenkelhals bricht, kann sie nicht mehr aufstehen. Sie drückt den Notfallknopf des Deutschen Roten Kreuzes, um Hilfe zu bekommen. Der Notarzt trifft wenig später ein, aber Frau H. ist verwirrt und nicht in der Lage, Auskunft über Medikamente, Erkrankungen oder Kontaktpersonen zu geben.

Die Nachbarin bemerkt den Einsatz und zum Glück weiß sie, wo der Notfallordner liegt: griffbereit im Wohnzimmerregal.

Im Ordner finden die Rettungskräfte auf einen Blick:

- eine **aktuelle Medikamentenliste**,
- eine **Kopie der Patientenverfügung**,
- die **Vorsorgevollmacht**,

- eine Liste mit **Diagnosen und Allergien**,
- und die **Kontaktdaten der Tochter**.

Im Krankenhaus wird Frau H. sofort fachgerecht behandelt. Die Tochter wird informiert und kann alle Entscheidungen in ihrem Sinne mittragen. Eine belastende Untersuchung kann verhindert werden, weil der Ordner auch Informationen zur Behandlung enthält.

Frau H. sagt später: *„Ich hätte nie gedacht, dass dieser Ordner so eine große Wirkung hat. Er hat mir nicht nur Zeit und Nerven gespart – sondern mir in einer hilflosen Situation Würde gegeben."*

Warum ist der Ordner unverzichtbar?

- **Schnelle Handlungsfähigkeit:** Im Notfall zählt jede Minute. Wenn alle wichtigen Informationen zentral verfügbar sind, können Entscheidungen zügig und im Sinne des Betroffenen gefällt werden.
- **Vermeidung von rechtlichen Unsicherheiten:** Ohne klare Vollmachten oder Verfügungen müssen Gerichte entscheiden, wer handeln darf. Das kann Zeit kosten und nicht im Sinne des Betroffenen sein.
- **Entlastung der Angehörigen:** In einer ohnehin belastenden Situation müssen sich Angehörige nicht zusätzlich mit der Suche nach Dokumenten oder der Klärung von Zuständigkeiten beschäftigen.
- **Sicherung des digitalen Nachlasses:** In Zeiten von Online-Banking, sozialen Medien und digitalen Abonnements ist es wichtig, auch digitale Zugänge und Passwörter zu dokumentieren.

◈ 8.2. Checkliste: Was hineingehört

Ein gut strukturierter Vorsorge- und Notfallordner ist ein unverzichtbares Instrument, um im Ernstfall handlungsfähig zu bleiben. Er ermöglicht es Ihnen und Ihren Angehörigen, schnell auf wichtige Informationen und Dokumente zuzugreifen. Im Folgenden finden Sie eine umfassende Checkliste, die Ihnen bei der Zusammenstellung Ihres Ordners hilft.

Persönliche Dokumente:

- Personalausweis
- Geburtsurkunde
- Heiratsurkunde, Scheidungsurteil
- Stammbuch
- Sozialversicherungsausweis
- Steueridentifikationsnummer
- Impfpass
- Führerschein
- Schwerbehindertenausweis

Medizinische Unterlagen:

- Patientenverfügung
- Vorsorgevollmacht
- Betreuungsverfügung
- Organspendeausweis

- Medikamentenplan
- Allergiepass
- Kontaktinformationen behandelnder Ärzte

Finanzielle und rechtliche Dokumente:

- Bankvollmachten
- Kontenübersicht
- Versicherungsverträge (z. B. Lebens-, Unfall- und Pflegeversicherung)
- Testament oder Erbvertrag
- Bestattungsverfügung
- Mietverträge
- Kreditverträge
- Grundbuchauszüge, Immobilienunterlagen

Digitale Zugänge und Nachlass:

- Liste digitaler Konten (E-Mail, soziale Netzwerke, Online-Banking)
- Passwortübersicht oder Hinweis auf Passwort-manager
- Anweisungen zum Umgang mit dem digitalen Nachlass

Notfallkontakte:

- Angehörige und Vertrauenspersonen
- Hausarzt, Fachärzte

- Rechtsanwalt, Steuerberater
- Betreuer oder Bevollmächtigte
- Versicherungsberater

Sonstige wichtige Informationen:

- Haustierinformationen (z. B. Impfungen, Futtergewohnheiten, Tierarzt)
- Mitgliedschaften in Vereinen oder Organisationen
- Abonnements und laufende Verträge
- Hinweise auf Aufbewahrungsorte von Schlüsseln oder Wertsachen

Ein regelmäßig aktualisierter Vorsorge- und Notfallordner stellt sicher, dass im Ernstfall alle notwendigen Informationen schnell verfügbar sind. Es wird empfohlen, den Ordner mindestens einmal jährlich zu überprüfen und bei Änderungen entsprechend anzupassen.

☑ CHECKLISTE:
IHR PERSÖNLICHER NOTFALLORDNER

Kategorie	Dokumente/Informationen
Medizinisch	Patientenverfügung, Medikamentenliste, Allergien, Implantate
Rechtlich	Vorsorgevollmacht, Betreuungsverfügung, Patientenverfügung, Testament
Finanziell	Bankverbindungen, Versicherungen, Vollmachten, Schließfach, Tresor

Kategorie	Dokumente/Informationen
Persönlich	Kontaktliste, Haustierinformationen, digitale Zugänge
Sonstiges	Hinweise zu laufenden Verpflichtungen, Passwörter

◈ 8.3. Sichere Aufbewahrung & Aktualisierung

Ein gut strukturierter Vorsorge- und Notfallordner ist nur dann hilfreich, wenn er sicher aufbewahrt und regelmäßig aktualisiert wird. Dies gewährleistet, dass im Ernstfall alle wichtigen Informationen schnell und zuverlässig zur Verfügung stehen.

🔒 **Sichere Aufbewahrung:**
Die Aufbewahrung des Notfallordners sollte sowohl vor physischen Schäden als auch vor unbefugtem Zugriff schützen:

- **Feuerfeste Dokumentenmappen:** Diese bieten Schutz gegen Feuer und Hitze und können in Brandfällen dafür sorgen, dass wichtige Dokumente unversehrt bleiben.
- **Bankschließfächer:** Für besonders sensible Dokumente kann die Aufbewahrung in einem Bankschließfach sinnvoll sein.
- **Digitale Speicherung:** Das Speichern von Kopien in verschlüsselten Cloud-Diensten oder auf externen Festplatten bietet zusätzlichen Schutz und ermöglicht den Zugriff von verschiedenen Orten.

Wichtig ist, dass vertrauenswürdige Personen über den Aufbewahrungsort informiert sind und im Notfall Zugang dazu haben.

🔁 **Regelmäßige Aktualisierung:**
Ein veralteter Notfallordner kann im Ernstfall zu Missverständnissen oder falschen Entscheidungen führen. Daher ist es wichtig, den Ordner regelmäßig zu überprüfen und zu aktualisieren:

- **Jährliche Überprüfung:** Mindestens einmal im Jahr sollten alle Dokumente auf Aktualität geprüft werden.
- **Anpassung bei Änderungen:** Bei Veränderungen in der persönlichen Lebenssituation, wie z. B. Heirat, Geburt eines Kindes, Umzug oder Änderung der medizinischen Versorgung, sollten die entsprechenden Dokumente sofort angepasst werden.
- **Verfallsdaten beachten:** Einige Dokumente, wie z. B. Vollmachten oder medizinische Unterlagen, können ein Ablaufdatum haben oder durch neue gesetzliche Regelungen überholt sein.

Durch regelmäßige Aktualisierungen stellen Sie sicher, dass Ihre Vorsorge stets Ihren aktuellen Wünschen und Bedürfnissen entspricht.

🗀 **Erstellung:**
Es gibt verschiedene Möglichkeiten, einen Notfallordner zu erstellen:

- **Selbst erstellen**: Nutzen Sie Checklisten und Vorlagen, um Ihren Ordner individuell zusammenzustellen.

- **Vordrucke verwenden**: Organisationen wie das Bundesministerium der Justiz (BMJ) bieten aktualisierte Formulare für Patientenverfügungen und Vorsorgevollmachten an.
- **Komplettlösungen**: Nutzen Sie den Vorsorge- und Notfallordner der GenerationenBeratung Moers. Dieser ist aus über 20 Jahren persönlicher Erfahrung zusammengestellt und wird immer wieder aktualisiert.

👩 BEISPIEL: FRAU L., 54 JAHRE, CHRONISCHE POLYARTHRITIS UND PFLEGEGRAD

Frau L. lebt mit einer chronischen Polyarthritis – einer entzündlichen Gelenkerkrankung, die ihre Beweglichkeit stark einschränkt. Vor allem ihre Hände und Knie sind betroffen. Viele alltägliche Dinge wie das Anziehen, Einkaufen oder Treppensteigen fallen ihr schwer. Nach mehreren medizinischen Gutachten wurde ihr **Pflegegrad 2** bewilligt.

Ihr Ehemann kümmert sich liebevoll um vieles: Arztfahrten, Hilfe bei der Körperpflege, Organisation von Rezepten und Pflegehilfsmitteln. Als er wegen eines Krankenhausaufenthalts plötzlich selbst mehrere Wochen ausfällt, übernimmt die erwachsene Tochter die Pflege. Doch sie ist unsicher: Welche Leistungen stehen ihrer Mutter zu? Was wurde bereits beantragt? Welche Fristen muss sie beachten?

Zum Glück hat Frau L. frühzeitig einen strukturierten Vorsorge- und Pflegeordner angelegt.

Darin findet sich alles Wichtige auf einen Blick:

- Bescheide der Pflegekasse zu Pflegegrad, Entlastungsbetrag und bewilligten Leistungen

- wann der nächste Beratungseinsatz erfolgen muss
- eine aktuelle Medikamentenliste
- Informationen zu bereits genehmigten Pflegehilfsmitteln wie Duschhocker, Lagerungskissen oder Greifhilfen
- ärztliche Stellungnahmen
- Kontaktlisten von Pflegedienst, Sanitätshaus und Krankenkasse

Die Tochter kann dank dieser Übersicht zügig handeln. Sie **nutzt den monatlichen Entlastungsbetrag**, um eine Haushaltshilfe zu organisieren, und stellt sicher, dass die monatlich verfügbaren **42 € für Pflegehilfsmittel** wie Einmalhandschuhe, Desinfektionsmittel und Bettschutzeinlagen regelmäßig über ein Sanitätshaus mit Direktabrechnung abgerufen werden.

Frau L. sagt heute: *„Ich war nie besonders bürokratisch – aber dieser Ordner war Gold wert. In einer schwierigen Phase hat er uns Klarheit und Entlastung gebracht."*

🧭 **Fazit:**

Ein gut vorbereiteter Notfallordner ist ein Akt der Fürsorge – für sich selbst und für die Menschen, die einem nahestehen. Er gibt Sicherheit, Klarheit und stellt sicher, dass im Ernstfall alles in Ihrem Sinne geregelt ist.

KAPITEL 9

🕮 ERFAHRUNGSBERICHTE – GESCHICHTEN, DIE MUT MACHEN

Manchmal braucht es mehr als Fakten, Paragrafen und Formulare – manchmal braucht es Geschichten. Echte Geschichten von Menschen, die sich durch die Bürokratie gekämpft haben, die Rückschläge erlebt, aber auch kleine Siege errungen haben. Menschen, die – trotz Krankheit – neue Wege gefunden haben.

In diesem Kapitel kommen Betroffene zu Wort: Sie leben mit ganz unterschiedlichen chronischen Erkrankungen, doch sie haben eins gemeinsam – sie teilen ihre Erfahrungen, um anderen Mut zu machen. Manche engagieren sich in der Öffentlichkeit, andere ganz leise im Hintergrund. Einige berichten offen über die Herausforderungen im Gesundheitssystem, andere über innere Prozesse der Annahme und des Neubeginns.

Diese Geschichten zeigen: Sie sind nicht allein. Und: Es ist möglich, mit einer chronischen Erkrankung einen selbstbestimmten Weg zu gehen.

◈ 9.1. PERSÖNLICHE BERICHTE VON BETROFFENEN

Eine junge Frau mit Ehlers-Danlos-Syndrom:

Eine junge Journalistin aus Süddeutschland lebt seit vielen Jahren mit dem Ehlers-Danlos-Syndrom, einer seltenen Erkrankung des Bindegewebes. Nach Jahren der Fehldiagnosen fand sie endlich Klarheit – und einen neuen Lebensweg. Heute schreibt sie über ihren Alltag mit der Krankheit, über Selbstakzeptanz, Rückschläge und kleine Erfolge. Ihre Erfahrungen teilt sie in Blogbeiträgen und Fachartikeln, um anderen Mut zu machen, sich selbst ernst zu nehmen – und Hilfe einzufordern.

Langzeitbetroffene mit ME/CFS:
Eine Betroffene, die seit mehr als zwei Jahrzehnten mit dem chronischen Erschöpfungssyndrom ME/CFS lebt, beschreibt sehr ehrlich, wie sie mit Schuldgefühlen, sozialem Rückzug und fehlender Anerkennung umgeht. Ihre Geschichte zeigt, wie wichtig es ist, sich kleine Kraftquellen im Alltag zu erhalten und sich nicht über seine Leistungsfähigkeit zu definieren.

Diagnose Endometriose und ein neues Selbstbild:
Mit Ende 20 erhielt eine Betroffene nach jahrelangen Schmerzen endlich die Diagnose: Endometriose. Anfangs fühlte sie sich überwältigt, wütend und unverstanden. Doch Schritt für Schritt begann sie, ihren Körper nicht mehr als Feind zu sehen, sondern als Partner. Sie engagiert sich heute in einer Online-Selbsthilfegruppe und setzt sich für mehr Sichtbarkeit der Krankheit ein.

Ein neues Leben mit Colitis ulcerosa:
Eine Frau, die in jungen Jahren an einer chronisch-entzündlichen Darmerkrankung erkrankte, berichtet über den tiefgreifenden Wandel in ihrem Leben. Lange war sie zurückhaltend, schämte sich für ihre Symptome. Doch mit der Zeit lernte sie, offen über ihre Bedürfnisse zu sprechen.

Heute hilft sie anderen dabei, sich selbst ernst zu nehmen und Grenzen klar zu kommunizieren.

Multiple Sklerose und der Mut, neu zu denken:
Eine junge Unternehmerin erhielt in ihren Zwanzigern die Diagnose Multiple Sklerose. Anstatt sich zurückzuziehen, nutzte sie die Herausforderung, um neue Wege zu gehen: Sie baute ein eigenes Online-Projekt auf, bei dem sie über den Alltag mit MS spricht und anderen Mut macht, ihr Leben trotz Einschränkungen selbstbestimmt zu gestalten.

Öffentlichkeit schaffen, trotz Darmkrankheit:
Ein Medienmacher aus der Schweiz hat es sich zur Aufgabe gemacht, über unsichtbare Krankheiten zu sprechen. Er selbst lebt mit einer chronisch-entzündlichen Darmerkrankung und zeigt in Podcasts, Videos und Interviews, wie wichtig es ist, offen zu kommunizieren, auch über schwierige Themen. Sein Motto lautet: Krankheit darf sichtbar sein.

Leben mit Lipödem und Lymphödem – Schritt für Schritt zu mehr Selbstvertrauen:
Eine Frau, bei der sowohl ein Lipödem als auch ein Lymphödem diagnostiziert wurden, beschreibt, wie sie viele Jahre lang mit Schmerzen, Schweregefühl und Selbstzweifeln lebte. Erst durch die Kombination aus Kompressionstherapie, Lymphdrainage und einer unterstützenden Selbsthilfegruppe konnte sie neue Lebensqualität zurückgewinnen. Heute informiert sie andere über ihre Erfahrungen und macht Mut, sich nicht mit Ablehnungen oder Zweifeln zufriedenzugeben.

Leben mit einem primären Lymphödem und weiteren Komplikationen – Ein persönlicher Erfahrungsbericht:
Ich lebe seit meiner Kindheit mit einem angeborenen Lymphödem. Über viele Jahre war die Erkrankung für mich selbstverständlich – etwas, das einfach da war. Erst mit zunehmendem Alter und den Folgen jahrelanger Fehlbelastungen kamen neue Beschwerden hinzu: Rückenschmerzen, Erschöpfung, Bewegungseinschränkungen.

Doch die größte Herausforderung war nicht der Körper, sondern das System. Die Beantragung von Kompressionsversorgungen, Lymphdrainagen oder Reha-Maßnahmen wurde zunehmend zur Geduldsprobe. Ablehnungen, fehlende Transparenz, Papierberge. Ich habe oft gezweifelt – aber nie aufgegeben.

Mit der Zeit habe ich mir Wissen angeeignet, Kontakte zu anderen Betroffenen geknüpft und gelernt, wie wichtig es ist, dranzubleiben – sachlich, aber bestimmt. Heute weiß ich: Wer gut informiert ist, kann sich besser behaupten.

Deshalb habe ich dieses Buch geschrieben – um anderen den Weg zu erleichtern, den ich selbst oft mühsam suchen musste. Mein Ziel ist es, anderen Mut zu machen, für ihre Rechte einzustehen, sich Hilfe zu holen und sich nicht entmutigen zu lassen. Denn auch mit einer chronischen Erkrankung kann man Kraft entwickeln, Schritt für Schritt.

Diese Geschichten zeigen: Sie sind nicht allein. Und: Es ist möglich, mit einer chronischen Erkrankung einen selbstbestimmten Weg zu gehen.

Man verliert niemals seine Stärke.
Manchmal vergisst man nur, dass man sie hat.
(Unbekannt)

KAPITEL 10

🎯 AUSBLICK & ZUKUNFTSPERSPEKTIVEN

Die medizinische und rechtliche Landschaft für chronisch Erkrankte, insbesondere für Lymph- und Lipödem-Betroffene, befindet sich im Wandel. Neue Studien, gesetzliche Anpassungen und innovative Therapien machen Hoffnung und zeigen Perspektiven. In diesem Kapitel werfen wir einen Blick auf aktuelle Entwicklungen und zukünftige Möglichkeiten, die das Leben und die Versorgung von Betroffenen verbessern könnten.

◈ 10.1. WAS SICH RECHTLICH VERÄNDERT

Die rechtlichen Rahmenbedingungen für chronisch kranke Menschen in Deutschland befinden sich in einem fortlaufenden Wandel. Sowohl politische Initiativen als auch medizinische Entwicklungen führen dazu, dass Leistungen überprüft, erweitert oder besser zugänglich gemacht werden. Dies betrifft insbesondere Menschen mit dauerhaften gesundheitlichen Einschränkungen – also auch jene mit Lymph- oder Lipödemen, aber ebenso mit anderen chronischen Erkrankungen wie Rheuma, Fibromyalgie, Multipler Sklerose, chronischem Schmerzsyndrom oder Long COVID.

🏛 Stärkung der Patientenrechte:
Die Bundesregierung hat sich in ihrer aktuellen Legislaturperiode mehrfach zur Verbesserung der Versorgung chronisch kranker Menschen bekannt. So sollen z. B.:

- **Versorgungswege vereinfacht** werden (Stichwort „digitale Gesundheitsanwendungen", E-Rezepte),
- **bürokratische Hürden beim Antrag auf Hilfsmittel, Reha oder Haushaltshilfe abgebaut** werden
- und die Rolle der Hausärzte in der Langzeitversorgung gestärkt werden.

Ein besonderes Augenmerk liegt auch auf der **Barrierefreiheit im Gesundheitswesen**, z. B. bei Anträgen, Arztbesuchen oder Gutachtenprozessen.

Erhöhung der Pflegeleistungen:

Zum 1. Januar 2025 wurden die Leistungen der Pflegeversicherung um 4,5 % angehoben. Dies betrifft unter anderem:

- **Pflegegeld**: Für Pflegegrad 2 steigt das monatliche Pflegegeld auf 347 €, für Pflegegrad 3 auf 599 €, für Pflegegrad 4 auf 800 € und für Pflegegrad 5 auf 990 €.
- **Pflegesachleistungen**: Die monatlichen Höchstbeträge erhöhen sich entsprechend der Pflegegrade.
- **Entlastungsbetrag**: Dieser steigt auf 131 € pro Monat und kann für zusätzliche Betreuungs- und Entlastungsleistungen verwendet werden.
- **Kurzzeit- und Verhinderungspflege**: Die jährlichen Leistungsbeträge wurden ebenfalls angepasst, um pflegende Angehörige besser zu unterstützen.

Diese Anpassungen sollen die finanzielle Belastung Pflegebedürftiger und ihrer Angehörigen reduzieren und die Qualität der Pflege verbessern.

☑ **Anpassung der Beitragssätze:**

Zur Finanzierung der erweiterten Leistungen wurde der Beitragssatz zur Pflegeversicherung zum 1. Januar 2025 um 0,2 Prozentpunkte auf 3,6 % angehoben. Für kinderlose Versicherte ab dem 23. Lebensjahr beträgt der Beitragssatz nun 4,2 %. Eltern mit mehreren Kindern unter 25 Jahren profitieren von Abschlägen:

- Mit zwei Kindern: 3,35 %
- Mit drei Kindern: 3,1 %
- Mit vier Kindern: 2,85 %
- Mit fünf oder mehr Kindern: 2,6 %

Diese Staffelung berücksichtigt die Erziehungsleistung von Eltern und wurde in Umsetzung eines Urteils des Bundesverfassungsgerichts eingeführt.

🔄 **Einführung eines gemeinsamen Entlastungsbudgets:**

Ab dem 1. Juli 2025 wird ein gemeinsames Entlastungsbudget für Verhinderungs- und Kurzzeitpflege eingeführt. Pflegebedürftige können dann jährlich bis zu 3.539 € flexibel für beide Leistungen einsetzen. Zudem entfällt die bisher erforderliche sechsmonatige Vorpflegezeit für die Inanspruchnahme der Verhinderungspflege.

📱 **Förderung digitaler Pflegeanwendungen:**

Der monatliche Zuschuss für digitale Pflegeanwendungen (DiPA) wurde auf 53 € erhöht. Dies soll den Einsatz von Technologien fördern, die die Pflege zu Hause unterstützen, wie digitale Erinnerungs- oder Kommunikationshilfen.

🏛 Diskussion um eine Pflege-Vollversicherung:
Angesichts steigender Pflegekosten und einer wachsenden Zahl Pflegebedürftiger wird politisch über die Einführung einer Pflege-Vollversicherung diskutiert. Ein Vorschlag sieht vor, dass die Pflegeversicherung bei Unterbringung in einem Pflegeheim künftig alle pflegebedingten Kosten übernimmt, während Unterkunft und Verpflegung weiterhin selbst finanziert würden. Dies würde eine erhebliche Entlastung für Pflegebedürftige bedeuten, erfordert jedoch eine umfassende Reform und zusätzliche Finanzmittel.

💼 Erwerbsminderungsrente: Höhere Hinzuverdienste:
Ab 2025 gelten neue Hinzuverdienstgrenzen für Bezieher der Erwerbsminderungsrente. Bei voller Erwerbsminderung liegt die Hinzuverdienstgrenze nun bei rund 19.661 €, bei teilweiser Erwerbsminderung bei etwa 39.322 € pro Jahr.

Steuerliche Entlastungen: Höhere Freibeträge:
Der steuerliche Grundfreibetrag wurde auf 12.096 € angehoben, der Kinderfreibetrag auf 9.600 €. Zudem wurde das Kindergeld um 5 € erhöht.

📄 Digitalisierung im Gesundheitswesen: Elektronische Patientenakte:
Seit dem 15. Januar 2025 stellen alle gesetzlichen Krankenkassen ihren Versicherten die elektronische Patientenakte (ePA) zur Verfügung. Diese ermöglicht eine bessere Vernetzung zwischen Patienten, Ärzten und anderen Gesundheitsdienstleistern.

🏠 **Wohngeld: Erhöhung um durchschnittlich 15 %:**
Anfang 2025 wurde das Wohngeld an die allgemeine Preis- und Mietenentwicklung angepasst und steigt um durchschnittlich 15 % oder etwa 30 € pro Monat. Davon profitieren rund zwei Millionen Haushalte – vor allem Alleinerziehende, Familien sowie Rentnerinnen und Rentner.

🔮 **Ausblick:**
Die gesetzlichen Änderungen im Jahr 2025 markieren einen wichtigen Schritt zur Verbesserung der Pflegeversorgung in Deutschland. Dennoch bleibt die langfristige Finanzierung der Pflegeversicherung eine Herausforderung. Weitere Reformen und innovative Konzepte werden erforderlich sein, um die Pflege nachhaltig und gerecht zu gestalten.

Wichtig bleibt: gut informiert zu bleiben, sich auszutauschen – und im Zweifel für die eigenen Rechte einzustehen.

◈ 10.2. Entwicklungen in der Versorgung von Lymph- und Lipödem-Betroffenen

Die Versorgung von Menschen mit Lymphödem, Lipödem und anderen chronischen Erkrankungen hat sich in den letzten Jahren erheblich weiterentwickelt. Neue medizinische Leitlinien, innovative Therapien und ein wachsendes Bewusstsein in der Gesellschaft tragen dazu bei, die Lebensqualität der Betroffenen zu verbessern.

🔎 **Neue S2k-Leitlinie Lipödem (Mai 2025):**
Die im Mai 2025 veröffentlichte S2k-Leitlinie zur Diagnostik und Therapie des Lipödems, entwickelt unter Federführung

der Deutschen Gesellschaft für Phlebologie und Lymphologie (DGPL), markiert einen Meilenstein in der standardisierten Versorgung von Lipödem-Patientinnen und -patienten. Sie bietet aktualisierte Empfehlungen für Diagnose, Therapie und Patientenmanagement.

Manuelle Lymphdrainage bleibt verordnungsfähig: Die S2k-Leitlinie bestätigt ausdrücklich, dass die manuelle Lymphdrainage (MLD) auch weiterhin eine zentrale Säule der konservativen Therapie bei einem Lipödem darstellt. Ärztinnen und Ärzte können MLD somit weiterhin verordnen, insbesondere zur Linderung von Beschwerden wie Spannungsgefühlen und Schmerzen sowie zur Unterstützung des Lymphabflusses. Dies schafft Klarheit für Patienten und Therapeuten und sichert den ZUGANG zu dieser bewährten Behandlungsmethode.

Anstehende Studienergebnisse und deren Bedeutung: Die Leitlinie weist darauf hin, dass bis Ende Dezember 2025 neue Studienergebnisse erwartet werden, die weitere Erkenntnisse zur Wirksamkeit und den optimalen Therapieansätzen bei einem Lipödem liefern sollen. Diese Studien könnten insbesondere dazu beitragen, die Evidenzlage zur MLD und anderen konservativen wie operativen Therapieoptionen zu stärken und somit die Versorgungsqualität weiter zu verbessern.

Fazit: Die S2k-Leitlinie 2025 stellt einen wichtigen Schritt zur Verbesserung der Versorgung von Lipödem-Betroffenen dar. Sie bestätigt die Bedeutung der manuellen Lymphdrainage als verordnungsfähige Therapie und unterstreicht die Notwendigkeit weiterer Forschung. Patientinnen und Patienten können somit weiterhin auf bewährte Behandlungsmethoden zurückgreifen, während die wissenschaftliche Basis für zukünftige Therapieentscheidungen gestärkt wird.

- *Die Leitlinie ist einsehbar über: www.awmf.org.*

💉 **Liposuktion beim Lipödem:**
Die Liposuktion, also die operative Entfernung krankhaft vermehrten Fettgewebes, hat sich in den letzten Jahren als wirksame Therapieoption für Lipödem-Patientinnen und -patienten etabliert. Aktuelle Entwicklungen in Deutschland im Jahr 2025 spiegeln sowohl medizinische Fortschritte als auch strukturelle Veränderungen in der Versorgung wider.

🩺 Medizinische Bewertung und Wirksamkeit: Die Januar 2024 veröffentlichte S2k-Leitlinie zur Diagnostik und Therapie des Lipödems erkennt die Liposuktion als mögliche Behandlungsoption an, insbesondere wenn konservative Maßnahmen nicht ausreichend wirken. Die Leitlinie betont jedoch, dass eine sorgfältige Indikationsstellung und eine Durchführung durch erfahrene Fachärzte erforderlich sind.

Langzeitstudien zeigen, dass Patienten nach einer Liposuktion signifikante Verbesserungen erfahren können. Eine Studie von Baumgartner et al. (2020) dokumentierte eine signifikante Reduktion von Spontanschmerzen und Druckempfindlichkeit über einen Zeitraum von 4, 8 und 12 Jahren nach dem Eingriff.

- *Mehr zur Studie lesen Sie zum Beispiel hier: https://hanse-klinik.de/en/research/publikationen/vasomed_05_Kongress_DGPL_Baumgartner_16-7-2024.pdf*

Aktuelle Regelungen zur Kostenübernahme: Der Gemeinsame Bundesausschuss (G-BA) hat die befristete Regelung, wonach die Liposuktion bei einem Lipödem im Stadium III unter bestimmten Bedingungen eine Kassenleistung ist, bis Ende 2025 verlängert. Voraussetzungen für die Kostenübernahme sind unter anderem:

- Gesicherte Diagnose eines Lipödems im Stadium III
- Erfolgloser konservativer Therapieversuch über mindestens sechs Monate
- Body-Mass-Index (BMI) unter 35 kg/m^2

Für Patientinnen und Patienten in den Stadien I und II ist die Kostenübernahme derzeit nicht vorgesehen, was weiterhin zu Diskussionen führt.

Fazit: Die Liposuktion stellt eine wichtige Behandlungsoption für Lipödem-Patienten dar, insbesondere wenn konservative Maßnahmen nicht ausreichend wirken. Die aktuelle S2k-Leitlinie erkennt die Bedeutung dieses Eingriffs an, betont jedoch die Notwendigkeit einer sorgfältigen Indikationsstellung.

Der Gemeinsame Bundesausschuss (G-BA) hat beschlossen, die befristete Regelung zur Kostenübernahme der Liposuktion bei Lipödemen im Stadium III bis zum 31. Dezember 2025 zu verlängern. Diese Entscheidung ermöglicht es betroffenen Patienten, weiterhin Zugang zu dieser wichtigen Therapieform zu erhalten, während die Ergebnisse der laufenden LIPLEG-Studie ausgewertet werden.

🗳 **Petitionen und politische Aufmerksamkeit:**
Die politische Sichtbarkeit chronischer Erkrankungen hat im Jahr 2025 deutlich zugenommen – nicht zuletzt durch das Engagement betroffener Menschen und ihrer Unterstützer.

📝 **Petition zur besseren Versorgung bei Lipödemen:**
Im Januar 2025 übergab eine Initiative mit über 64.000 Unterschriften dem Deutschen Bundestag eine Petition zur Verbesserung der Versorgung von Lipödem-Patientinnen und -patienten. Die Petition enthielt konkrete Forderungen, darunter:

- **Aufnahme der Liposuktion in allen Stadien als Kassenleistung**
- **Ausweitung medizinischer Fortbildungen zum Lipödem**
- **Stärkere Berücksichtigung chronischer Erkrankungen im Berufs- und Sozialrecht**

Diese Initiative verdeutlicht das wachsende Bewusstsein für die Herausforderungen, denen Lipödem-Betroffene gegenüberstehen, und die Notwendigkeit politischer Maßnahmen zur Verbesserung ihrer Versorgung.

🧠 **ME/CFS und Long COVID im Fokus der Politik:**
Auch andere chronische Erkrankungen wie Myalgische Enzephalomyelitis/Chronisches Fatigue-Syndrom (ME/CFS) und Long COVID rücken zunehmend in den **Fokus von Politik und Öffentlichkeit**. Im Koalitionsvertrag der im Februar 2025 gewählten Bundesregierung werden ME/CFS, Long/Post-COVID und PostVac an zwei Stellen explizit erwähnt. Die Regierung plant, Forschung zu Frauengesund-

heit und postinfektiösen Erkrankungen zu fördern und die Versorgung sowie Forschung für Betroffene zu stärken.

Am 31. März 2025 fand der fünfte Runde Tisch Long COVID in Berlin statt, zu dem Bundesgesundheitsminister Prof. Dr. Karl Lauterbach erneut Experten aus Medizin, Wissenschaft, Wirtschaft und Politik sowie Betroffenenvertretende einlud, um die Versorgung von Long-COVID- und ME/CFS-Betroffenen zu diskutieren. Themen waren unter anderem der Partizipationsprozess für Kinder und Jugendliche mit Long COVID, neue Modellprojekte zu deren Versorgung sowie versorgungsnahe Forschung zu Long COVID.

Zudem wurde im Mai 2024 die rechtsverbindliche Long-COVID-Richtlinie des Gemeinsamen Bundesausschusses in Kraft gesetzt, die eine berufsgruppenübergreifende, koordinierte und strukturierte Versorgung von Patienten mit Verdacht auf Long COVID und ähnlichen Erkrankungen regelt.

Diese Entwicklungen zeigen, dass die politische Aufmerksamkeit für chronische Erkrankungen wächst und konkrete Maßnahmen ergriffen werden, um die Versorgung und Forschung in diesen Bereichen zu verbessern.

Supermikrochirurgische Verfahren bei Lymphödemen: Zwei Hauptverfahren haben sich etabliert:

- **Lymphovenöse Anastomose (LVA):** Hierbei werden funktionierende Lymphgefäße direkt mit kleinen Venen verbunden, um den Lymphabfluss zu verbessern.
- **Vaskularisierter Lymphknotentransfer (VLNT):** Dabei werden Lymphknoten aus einer gesunden Körperregion entnommen und in das betroffene Gebiet transplantiert, um die Lymphdrainage zu unterstützen.

Diese Verfahren erfordern hochspezialisierte chirurgische Fähigkeiten und werden in spezialisierten Zentren durchgeführt.

Im Jahr 2025 hat die Mikrochirurgie bedeutende Fortschritte in der Behandlung von Lymphödemen erzielt. Insbesondere die **Supermikrochirurgie**, eine Weiterentwicklung der traditionellen Mikrochirurgie, ermöglicht es, extrem feine Lymphgefäße mit Durchmessern unter 0,8 mm präzise zu rekonstruieren. Diese Technik bietet **neue therapeutische Optionen** für Patienten, bei denen konservative Maßnahmen wie Kompressionstherapie und manuelle Lymphdrainage nicht ausreichend wirksam sind.

Aktuelle Entwicklungen und Forschung: Die Supermikrochirurgie hat sich als vielversprechende Option für die Behandlung von Lymphödemen erwiesen. Studien zeigen, dass Patientinnen und Patienten nach solchen Eingriffen eine signifikante Reduktion von Schwellungen und eine **Verbesserung der Lebensqualität** erfahren können. Allerdings sind **weitere Langzeitstudien** erforderlich, um die langfristige Wirksamkeit und Sicherheit dieser Verfahren zu bestätigen.

Fazit: Die Mikrochirurgie, insbesondere die **Supermikrochirurgie**, bietet neue Hoffnung für Patientinnen und Patienten mit Lymphödemen, die auf konservative Therapien nicht ausreichend ansprechen. Durch präzise chirurgische Techniken können die Symptome effektiv gelindert und die Lebensqualität verbessert werden. Es ist jedoch wichtig, dass solche Eingriffe in **spezialisierten Zentren** durchgeführt werden und die Patienten umfassend über die Risiken und Erfolgsaussichten informiert werden.

🔎 Multidisziplinäre Versorgungskonzepte

Die Bedeutung eines interdisziplinären Ansatzes in der Behandlung von Lymph- und Lipödemen wird zunehmend erkannt. Veranstaltungen wie der 14. Bochumer Lymphtag am 25. Januar 2025 betonen die Notwendigkeit einer Zusammenarbeit zwischen verschiedenen Fachrichtungen, um eine ganzheitliche Versorgung sicherzustellen.

Unter dem Motto „Faszination Lymphologie: Brücken bauen – Multidisziplinäres Management von Ödemen" versammelten sich Expertinnen und Experten aus verschiedenen Bereichen, um aktuelle Entwicklungen in der Diagnostik und Therapie von Lymph- und Lipödemen zu diskutieren. Im Fokus standen Themen wie der aktuelle Stand der evidenz- und konsensbasierten S3-Leitlinie zum Lymphödem, die voraussichtlich 2026 in Kraft treten wird, sowie die vom Gemeinsamen Bundesausschuss (G-BA) beauftragte Studie zur Bewertung der Liposuktion beim Lipödem.

Besondere Aufmerksamkeit erhielten auch spezifische Patientengruppen, etwa Schwangere und Kinder mit Lymphödemen, sowie die Behandlung von Ödemen im Hals-Kopf-Bereich. Die Veranstaltung unterstrich die Notwendigkeit, sowohl interdisziplinär als auch interprofessionell zusammenzuarbeiten, um die bestmöglichen Therapieoptionen für Betroffene zu entwickeln.

Diese Entwicklungen spiegeln einen klaren Trend wider: Die Versorgung von Patientinnen und Patienten mit Lymph- und Lipödemen wird zunehmend als gemeinschaftliche Aufgabe verschiedener medizinischer und therapeutischer Fachrichtungen verstanden. Durch den Austausch von Wissen und Erfahrungen sowie die enge Zusammenarbeit können individuelle Behandlungspläne erstellt werden, die sowohl medizinische als auch psychosoziale Aspekte berücksichtigen.

Die Integration solcher multidisziplinärer Versorgungskonzepte in den klinischen Alltag verspricht eine Verbesserung der Lebensqualität für Betroffene und stellt einen wichtigen Schritt in Richtung einer patientenzentrierten Gesundheitsversorgung dar.

◆ 10.3. Mutmachende Worte für den weiteren Weg

Vielleicht haben Sie sich beim Lesen dieses Buches an der einen oder anderen Stelle gefragt: *„Warum ist das alles so kompliziert?"* – Oder: *„Warum muss ich überhaupt für das kämpfen, was mir zusteht?"* Wenn Sie solche Gedanken haben, sind Sie nicht allein.

Chronisch krank zu sein bedeutet nicht nur, mit körperlichen Beschwerden zu leben. Es heißt auch, sich mit Unsicherheiten, mit Anträgen, mit Fristen – und nicht selten mit Ablehnungen auseinanderzusetzen. Das kann zermürbend sein. Umso wichtiger ist es, informiert zu sein. Wissen gibt Orientierung. Und manchmal auch Halt.

Dieses Buch soll Ihnen dabei helfen, sich im Dschungel aus Formularen, Regelungen und Paragrafen besser zurechtzufinden. Es ersetzt keine Therapie, aber es kann Ihnen das gute Gefühl geben, nicht hilflos zu sein. Sondern aktiv. Und berechtigt.

Denn: **Sie haben Rechte.**

Sie dürfen Fragen stellen. Sie dürfen Unterstützung einfordern. Sie dürfen „Nein" sagen. Und: „Ich brauche Hilfe."

Und vor allem: **Sie dürfen stolz auf sich sein.**
Dafür, dass Sie sich informieren. Dafür, dass Sie sich kümmern. Dafür, dass Sie nicht aufgeben – auch wenn es schwerfällt.

Viele chronisch kranke Menschen kämpfen jeden Tag, still, ausdauernd und oft unbemerkt. Vielleicht gehören Sie zu diesen Menschen. Dann möchte ich Ihnen sagen: **Sie werden gesehen. Und Sie sind nicht allein.**

Ich wünsche Ihnen Menschen an Ihrer Seite, die Sie ernst nehmen. Ärztinnen und Ärzte, die zuhören. Berater, die unterstützen. Freunde, die stärken. Und vor allem: Vertrauen Sie in sich selbst, auch an schwierigen Tagen.

Bleiben Sie dran. Bleiben Sie mutig. Und wenn Sie einmal stolpern: Stehen Sie wieder auf. Es lohnt sich.

BEISPIEL: FRAU S., 43 JAHRE, LIPÖDEM UND NEUBEGINN MIT SELBSTHILFE UND ONLINE-PROJEKT

Frau S. lebt seit über zehn Jahren mit einem Lipödem, lange Zeit unbemerkt und falsch eingeschätzt. Erst nach zahllosen Arztbesuchen und einer großen Portion Eigenrecherche erhielt sie die richtige Diagnose. Der Weg zur Anerkennung war mühsam – auch emotional. Sie fühlte sich häufig nicht ernst genommen, kämpfte mit Schuldgefühlen und Unverständnis im beruflichen wie privaten Umfeld.

Doch an einem Punkt entschied sie sich: **Ich gehe in die Sichtbarkeit.** Sie begann, ihre Geschichte in einem Blog zu erzählen. Offen, ehrlich – manchmal auch verletzlich. Die Resonanz war überwältigend. Viele Betroffene meldeten sich, dankbar, nicht mehr alleine zu sein. Aus einzelnen

Kontakten wurde ein Netzwerk, aus dem Blog eine Plattform mit hilfreichen Infos zu Therapien, Erfahrungen mit Liposuktion, Umgang mit Behörden und Alltagstipps.

Heute ist Frau K. **Teil eines bundesweiten Selbsthilfenetzwerks**, sie spricht auf Fachtagungen und setzt sich politisch für bessere Versorgung und Anerkennung ein. Beruflich hat sie sich umorientiert: weg vom stressigen Job im Verkauf, hin zu einem kleinen, selbst gewählten Pfad als selbstständige Beraterin für Körperwahrnehmung.

„Ich hätte nie gedacht, dass ich aus dieser Diagnose so viel Stärke ziehe. Mein Weg ist nicht einfach, aber er gehört mir. Und ich gehe ihn nicht mehr alleine."

BEISPIEL: HERR B., 67 JAHRE, PFLEGEGRAD, ABER VOLLER PLÄNE

Herr B. war früher Lokführer, ein Beruf, den er mit Stolz und Leidenschaft ausübte. Nach einem Herzinfarkt mit anschließender Herzinsuffizienz sowie beginnenden leichten kognitiven Einschränkungen wurde ihm **Pflegegrad 2** zuerkannt. Für viele in seinem Umfeld war das gleichbedeutend mit Rückzug und Resignation.

Nicht für Herrn B. Er nutzte die Entlastungsleistungen der Pflegekasse, organisierte sich eine Alltagshilfe und engagierte sich – zunächst im Seniorenbeirat seiner Gemeinde, später als Ansprechpartner für **technische Hilfen im Alter**.

Heute berät er andere Seniorinnen und Senioren bei der digitalen Teilhabe: Wie bediene ich ein Smartphone? Wie beantrage ich Leistungen online? Welche Apps helfen im Alltag?

In Kooperation mit einer lokalen Selbsthilfegruppe gründete er ein „Digital-Café für chronisch Kranke", das nicht nur Wissen vermittelt, sondern auch Begegnung schafft.

Herr B. sagt: *„Ich bin nicht mehr gesund, aber ich bin noch da. Und ich kann noch etwas geben. Zukunft heißt für mich: nicht aufgeben, sondern anpassen – und dabei ein bisschen Mut verschenken."*

Auch der längste Weg
beginnt mit dem ersten Schritt.

📓 WICHTIGE ADRESSEN UND ANLAUFSTELLEN

🏛 Sozialverbände & Rechtsvertretung:

Organisation / Anbieter	Kontakt	Angebot / Besonderheit
VdK Deutschland	www.vdk.de	Sozialrechtliche Beratung, Widerspruchs- und Klageverfahren
SoVD – Sozialverband Deutschland	www.sovd.de	Unterstützung bei Anträgen, Widersprüchen, sozialrechtlichen Fragen
AWO, Paritätischer Wohlfahrtsverband, DRK, Caritas	Schauen Sie nach Ortsgruppen in Ihrer Nähe.	Soziale Beratung, Unterstützungsangebote für chronisch Kranke
Beratungshilfe (Amtsgericht)	Amtsgericht vor Ort	Kostenübernahme für Rechtsberatung bei geringem Einkommen
Deutscher Behindertenrat (DBR)	www.deutscher-behindertenrat.de	Interessenvertretung behinderter und chronisch kranker Menschen
Volkssolidarität	www.volkssolidaritaet.de	Sozialdienstleistungen, Betreuung chronisch Kranker und Pflegebedürftiger

💬 Patientenberatung & unabhängige Informationen:

Organisation / Anbieter	Kontakt	Angebot / Besonderheit
Unabhängige Patientenberatung (UPD)	www.patientenberatung.de oder 0800 011 77 22	Neutral, kostenlos, auch anonym möglich
Verbraucherzentrale	www.verbraucherzentrale.de	Gesundheitsrecht, Kostenfallen, Widersprüche
Patientenbeauftragte der Bundesregierung	https://patientenbeauftragter.de/	Politische Vertretung und Infoportal
BAG Selbsthilfe	www.bag-selbsthilfe.de	Dachverband für Selbsthilfeorganisationen chronisch Kranker
Deutsche Stiftung für chronisch Kranke (DScK)	www.dsck.de	Förderung der Gesundheitsversorgung und Unterstützung Betroffener
ACHSE e. V.	www.achse-online.de	Netzwerk für seltene Erkrankungen

👥 Selbsthilfegruppen & Netzwerke:

Organisation / Anbieter	Kontakt	Angebot / Besonderheit
Lymphselbsthilfe e. V.	www.lymphselbsthilfe.de	Austausch, Gruppen, Veranstalt.
Lipödem Hilfe Deutschland e. V.	www.lipoedem-hilfe-ev.de	Selbsthilfe, Aufklärung, polit. Arbeit

Organisation / Anbieter	Kontakt	Angebot / Besonderheit
KISS	Schauen Sie nach Ortsgruppen in Ihrer Nähe.	Vermittlung von Selbsthilfegruppen
NAKOS	www.nakos.de	Zentrale Datenbank für Selbsthilfegruppen
Bunter Kreis	www.bunter-kreis-deutschland.de	Nachsorge für Familien mit schwer kranken Kindern
DCCV e. V.	www.dccv.de	Selbsthilfe für Menschen mit chronisch-entzündl. Darmerkrankungen
Deutsche Schmerzliga e. V.	www.schmerzliga.de	Selbsthilfe für Menschen mit chronischen Schmerzen
Selbsthilfenetz NRW	www.selbsthilfenetz.de	Datenbank mit über 8.000 Gruppen

🩺 Fachgesellschaften & medizinische Versorgung:

Organisation / Anbieter	Kontakt	Angebot / Besonderheit
Deutsche Gesellschaft für Lymphologie (DGL)	www.dglymph.de	Leitlinien, Fortbildungen, Ärztelisten
Deutsche Gesellschaft für Phlebologie & Lymphologie	www.phlebology.de	Fachinformationen zu Venen und Lymphsystem

Organisation / Anbieter	Kontakt	Angebot / Besonderheit
LipoClinic Dr. Heck	www.lipo.clinic	Liposuktion, Spezialsprechstunden
Deutsche Gesellschaft für ME/CFS	www.mecfs.de	Vertretung der Interessen von Menschen mit ME/CFS

🧦 Hilfsmittelversorgung & Kompression:

Organisation / Anbieter	Kontakt	Angebot / Besonderheit
Juzo	www.juzo.de	Kompressionskleidung, Patienteninfos
medi GmbH	www.medi.de	Kompressions- und Orthopädieprodukte
Ofa Bamberg	www.ofa.de	Maßversorgung, Alltagshilfen
Sanitätshaus rahm GmbH	www.rahm.de	Hilfsmittel für neurologische Erkrankungen, Pflege
SMB – Sanitätshaus Müller Betten	www.smb-online.de	Reha- und Medizintechnik bundesweit
Sanitätshaus Wittlich GmbH	www.sh-wittlich.de	Orthopädietechnik, Homecare-Versorgung
MEDI-MARKT Homecare	www.besser-leben.de	Hilfsmittel für Pflegebedürftige, Online-Bestellung

Organisation / Anbieter	Kontakt	Angebot / Besonderheit
Rehaland	www.rehaland.com	Online-Sanitätshaus für chronisch Kranke
Pflegebox (pro-Senio GmbH)	https://pflegebox.de	Pflegehilfsmittel im Erstattungsverfahren

🔎 **Hinweis zur Vollständigkeit**

Diese Übersicht erhebt **keinen Anspruch auf Vollständigkeit**. Die Anzahl und Vielfalt an Organisationen, Beratungsstellen und Selbsthilfegruppen für chronisch erkrankte Menschen ist groß und wächst stetig. Regional kann es weitere Anlaufstellen geben, die hier nicht stehen.

💡 **Tipp:** Informieren Sie sich zusätzlich bei lokalen Gesundheitsämtern, Selbsthilfekontaktstellen oder den Webseiten der Krankenkassen nach Angeboten in Ihrer Nähe.

Weitere Bücher der Autorin

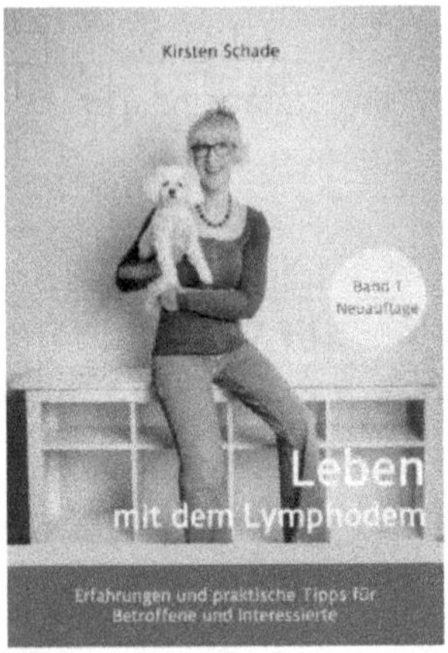

„Leben mit dem Lymphödem"
(Auch als Audio-CD, Hörbuch-Download und auf Englisch erhältlich.)

Gibt es ein annehmbares Leben mit einem Lymphödem? Aber ja!

Kirsten Schade weiß, wovon sie spricht. Sie leidet seit ihrer Geburt an einem einseitigen primären Lymphödem mit zahlreichen Komplikationen und Begleiterkrankungen.

In persönlichen Erlebnissen, mit konkreten Tipps und vielen Anregungen zum Weiterdenken wendet sich dieses Buch an Menschen, die mit einem primären oder sekundären Lymphödem leben müssen. Aber auch an alle, die mit dieser Krankheit ständig in Berührung sind: Therapeuten, Ärzte und Mitarbeiter von Sanitätshäusern und Pflegeeinrichtungen.

Gut verständlich werden Themen behandelt, die bei dieser chronischen Krankheit fast alle Patienten irgendwann betreffen, von der ambulanten bis zur stationären Versorgung. Aber auch hilfreiche Empfehlungen zur Krankheitsbewältigung und Maßnahmen außerhalb der Schulmedizin werden hier angesprochen.

Das Buch will Perspektiven aufzeigen und Mut machen, um die Herausforderung „das tägliche Leben mit einem Lymphödem" zu meistern und so mit dieser chronischen Krankheit besser zu leben.

Bezug: Sie bekommen dieses Buch im Buchhandel, bei Online-Shops und (zusammen mit weiteren Informationen) unter https://lebenmitdemlymphoedem.de.

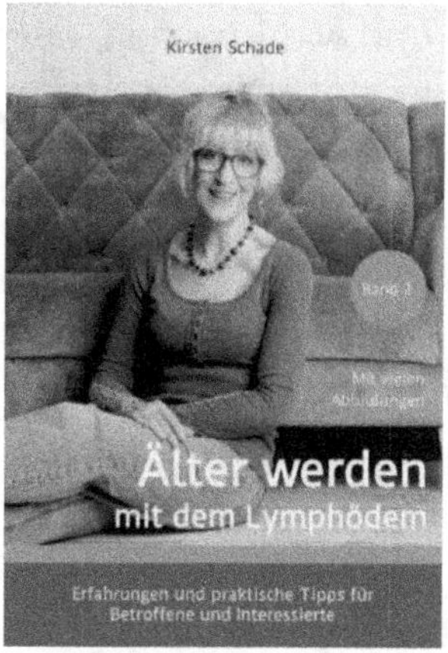

„Älter werden mit dem Lymphödem"

Wie verändert sich die Krankheit „Lymphödem" im Laufe des Lebens? Und kann man auch mit zunehmendem Alter gut mit einem Lymphödem leben?

Sicherlich, wenn man weiß, worauf man achten sollte!

Kirsten Schade weiß, wovon sie spricht. Sie leidet seit ihrer Geburt an einem einseitigen, primären Lymphödem mit zahlreichen Komplikationen und Begleiterkrankungen.

Mit persönlichen Erlebnissen, konkreten Tipps und vielen Anregungen wendet sich dieses Buch an Menschen, die mit einem primären oder sekundären Lymphödem leben müssen. Aber auch an alle, die mit dieser Krankheit ständig in Berührung sind: Therapeuten, Ärzte und Mitarbeiter von Sanitätshäusern und Pflegeeinrichtungen.

Gut verständlich werden Themen behandelt, die bei dieser chronischen Krankheit fast alle Patienten irgendwann betreffen, ob Kompressionsversorgung, chirurgische Möglichkeiten oder die unterschiedlichen Begleiterkrankungen. Aber auch Themen wie die, was es in der Forschung Neues gibt, bis zu Empfehlungen zur Krankheitsbewältigung und Maßnahmen außerhalb der Schulmedizin werden hier angesprochen. Auch wird der Unterschied zu einem Lipödem erklärt.

Das Buch will Perspektiven aufzeigen und Mut machen, um die Herausforderung „das tägliche Leben auch beim Älterwerden mit einem Lymphödem" zu meistern und auf diese Weise gut mit dieser chronischen Krankheit zu leben.

Bezug: Sie bekommen dieses Buch im Buchhandel, bei Online-Shops und (zusammen mit weiteren Informationen) unter https://lebenmitdemlymphoedem.de.

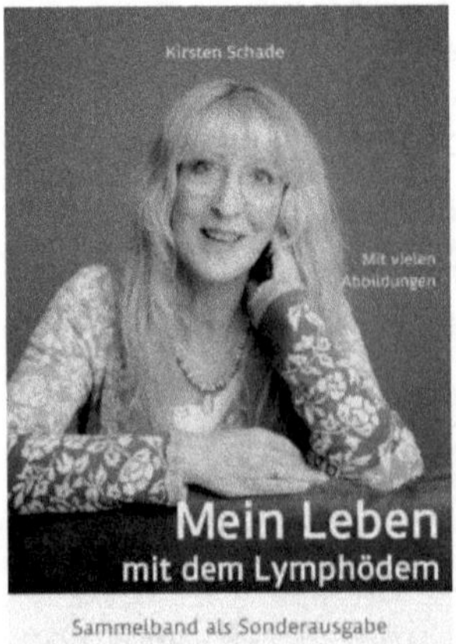

Oder als Sammelband
„Mein Leben mit dem Lymphödem"

Das Buch „Mein Leben mit dem Lymphödem" von Kirsten Schade besteht aus ihren Büchern „Leben mit dem Lymphödem" und „Älter werden mit dem Lymphödem" und bietet das gesamte Wissen dieser Bücher zum günstigen Preis eines Sammelbandes.

In beiden Büchern geht es um das Leben mit einem primären oder sekundären Lymphödem, wobei auch die Unterschiede zu einem Lipödem genannt werden. Zudem dreht sich das 2. Buch um die Frage, wie man mit einem Lymphödem gut älter wird.

Einfühlsam und verständlich behandelt Kirsten Schade viele Themen, die für Lymphpatienten relevant sind, sei es ambulante oder stationäre Versorgung, chirurgische Möglichkeiten oder Begleiterkrankungen. Sie gibt Tipps zur Krankheitsbewältigung und nennt alternative Maßnahmen jenseits der Schulmedizin. Auch ein Blick auf aktuelle Forschungsergebnisse ist dabei und macht große Hoffnung für die Zukunft.

Mit diesem persönlich bebilderten Buch möchte die Autorin Erfahrungen, Empfehlungen und Gedanken teilen, die sicher nicht nur für Betroffene, sondern auch für Therapeuten, Ärzte oder Mitarbeiter im Gesundheitswesen hilfreich sein können.

Sie möchte Perspektiven aufzeigen, wie man die tägliche Herausforderung eines Lebens und Älterwerdens mit einem Lymphödem bewältigen kann, und Mut machen, dass man trotz dieser chronischen Krankheit ein erfülltes Leben führen kann.

Bezug: Sie bekommen dieses Buch im Buchhandel, bei Online-Shops und (zusammen mit weiteren Informationen) unter https://lebenmitdemlymphoedem.de.

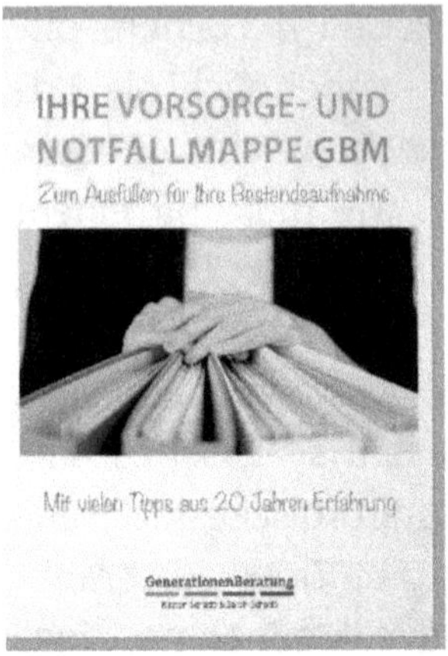

Auch aus dem Hause Schade
„Ihre Vorsorge- und Notfallmappe GBM"
(Auch als Ordner erhältlich.)

Die beste Vollmacht nützt nichts, wenn der Bevollmächtigte nicht weiß, wo Ihre Unterlagen sind. Geben Sie sich und Ihren Angehörigen ein gutes Gefühl – mit dieser Vorsorge- und Notfallmappe.

Wenn Sie diese Mappe nutzen, kommt das einer umfangreichen Bestandsaufnahme Ihres Lebens und Ihrer persönlichen Daten gleich. Kapitel für Kapitel notieren Sie, was Menschen im Notfall über Sie wissen müssen und wo Sie Ihre wichtigsten Daten hinterlegt haben. So können Sie oder Ihre Vertretung in einer Notsituation unverzüglich und ohne großes Nachdenken handeln.

INHALTSVERZEICHNIS:

- Checklisten mit Sofortmaßnahmen bei einem Krankenhausaufenthalt, bei Handlungsunfähigkeit oder im Todesfall
- Angaben zu eigener Person und persönlichem Umfeld
- Angaben zu Ihren medizinischen und pflegerischen Daten
- Angaben zu Vollmachten und Vorsorge-Entscheidungen
- Angaben zu Finanzen und Versicherungen
- Buchempfehlungen und hilfreiche Internetadressen

Nicht alles im Leben ist planbar, der schnelle Griff auf Ihre Unterlagen schon!

Die Generationenberaterin Kirsten Schade begleitet und berät seit über 20 Jahren Menschen, die unverhofft in Notsituationen geraten, wie auch deren Angehörige und Partner. In dieser Vorsorge- und Notfallmappe hat sie ihre jahrelangen Erfahrungen gebündelt, damit Sie für einen Notfall optimal und unkompliziert vorsorgen können.

Bezug: Sie bekommen diese Mappe im Buchhandel, bei Online-Shops und unter https://www.generationenberatung-moers.de.

▨ Über die Autorin

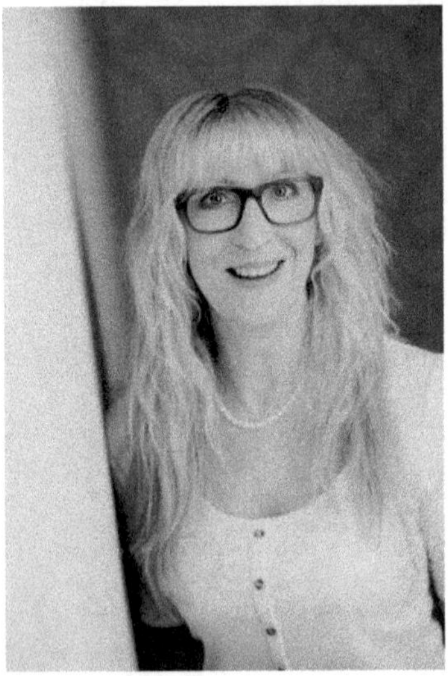

Kirsten Schade, geboren 1961 in Moers, ist seit ihrer Geburt an einem einseitigen, primären Lymphödem erkrankt.

Leider ist diese Erkrankung bei vielen Ärzten und Patienten immer noch relativ unbekannt.

Doch durch zahlreiche Reha- und Krankenhausaufenthalte hat sie schon in jungen Jahren viele Patienten über diese Krankheit aufklären können.

Seit 2004 arbeitet sie freiberuflich in ihrer eigenen Beratungspraxis für kranke und schwerbehinderte Menschen sowie deren Angehörige. Hier berät sie von der Pflege bis zur Patientenverfügung und Nachlassabwicklung nicht nur Patienten, die an einem Lymphödem erkrankt sind.

Seit 2016 schreibt sie Bücher zum Thema „Lymphödem und Lipödem" und anderen gesundheitlichen Themen.

KONTAKT

GenerationenBeratung
Kirsten Schade & Sarah Schade
Neuer Wall 2 (Wallzentrum)
47441 Moers

E-Mail: info@generationenberatung-moers.de
Telefon: 02841/8824388

https://www.generationenberatung-moers.de
https://lebenmitdemlymphoedem.de
http://www.kirsten-schade.de

W

W

www.ingramcontent.com/pod-product-compliance
Lightning Source LLC
LaVergne TN
LVHW050847051026
849532LV00006BA/2150